儿童过敏
到底是怎么一回事

[新加坡] 雨 果·范贝弗（Hugo P.S. Van Bever）
邵 洁

著

Allergy in children.
What is it all about?

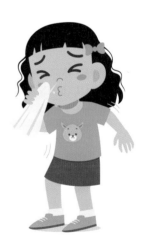

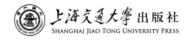
上海交通大学 出版社
SHANGHAI JIAO TONG UNIVERSITY PRESS

内容提要

本书是一本关于儿童过敏防治的科普图书。第一章至第三章为总论，内容包括发病机制、过敏原和过敏性疾病的流行病学特征，其余各章分别讲述了特定的过敏性疾病，如哮喘、鼻炎、特应性皮炎、食物过敏和药物过敏等，同时还阐述了疾病的诊断与治疗、对未来包括研究领域的一些建议和对过敏常见问题的解答。本书立足于科学知识，希望能帮助过敏性疾病的患儿及其父母获得最正确的诊断及最合理的治疗。本书可供专业医师阅读，也可作为大众的科普读物。

图书在版编目（CIP）数据

儿童过敏到底是怎么一回事 /（新加坡）雨果·范贝弗（Hugo P. S. Van Bever），邵洁著. — 上海：上海交通大学出版社，2024.3

ISBN 978-7-313-30439-1

Ⅰ.①儿… Ⅱ.①雨… ②邵… Ⅲ.①小儿疾病 – 变态反应病 – 防治 Ⅳ.①R725.9

中国国家版本馆CIP数据核字（2024）第050087号

儿童过敏到底是怎么一回事
ERTONG GUOMIN DAODI SHI ZENME YI HUI SHI

著　　者：［新］雨果·范贝弗　邵　洁

出版发行：上海交通大学出版社　　　　　　地　　址：上海市番禺路951号
邮政编码：200030　　　　　　　　　　　　电　　话：021-64071208
印　　制：上海锦佳印刷有限公司　　　　　经　　销：全国新华书店
开　　本：710mm×1000mm　1/16　　　　印　　张：12.25
字　　数：178千字
版　　次：2024年3月第1版　　　　　　　　印　　次：2024年3月第1次印刷
书　　号：ISBN 978-7-313-30439-1
定　　价：88.00元

作者简介

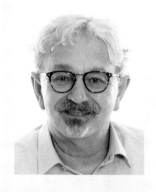

雨果·范贝弗
（Hugo P.S. Van Bever）

Hugo P.S. Van Bever 于 1971—1978 年在比利时根特州立大学完成了医学学业，1978—1983 年在该大学附属儿童医院儿科担任实习医生。随后，他于 1984—1993 年在安特卫普大学担任儿科过敏和肺科学住院医生，1993—1997 年担任儿科过敏和肺科学副教授，1997 年起升任儿科过敏和肺科学教授。1997—2001 年期间 Hugo 担任安特卫普大学儿科系主任。

2002 年 6 月，他加入新加坡国立大学，成为儿科过敏与免疫学系教授、高级顾问和系主任。2002 年以来，他一直是亚太儿科过敏、呼吸和免疫学学院（APAPARI）董事会成员，负责亚洲不同国家举办的 APAPARI 研讨会的研究和教育。2019—2021 年 5 月，他担任 APAPARI 主席，亚太过敏、哮喘和临床免疫学协会（APAAACI）的董事会成员以及 WAO 免疫疗法工作组的委员会成员。

Hugo 教授曾任《欧洲呼吸杂志》的副主编（1993—1998 年）。目前，他是《欧洲儿科杂志》《儿科》《儿科过敏与免疫学》《过敏》《儿科肺病学》《欧洲呼吸杂志》《儿科研究》《英国医学杂志》《美国呼吸和危重症医学杂志》《重症监护医学》《儿童疾病文献》的审稿人。

Hugo 教授于 1993 年 6 月在安特卫普大学成功地完成了博士论文的答辩，论文的题目是《儿童哮喘中的迟发性反应及特异性免疫疗法对迟发性反应的影响》。他在国内外期刊上发表了 350 多篇论文。他目前的研究重点是特应性皮炎、食物过敏、过敏性鼻炎、舌下免疫疗法以及过敏的初级预防。

他在新加坡国立大学医院开设了儿科过敏门诊，主要治疗哮喘、过敏性鼻炎、特应性皮炎和食物过敏等。

在长达三十多年的教学生涯中，Hugo 教授的学生来自世界各地。他不但乐于把知识和经验传递给年轻人，而且长期身处一线亲自看诊，治疗了大量的新加坡患者，甚至很多周边国家（例如印度尼西亚、马来西亚、泰国等）的患者都会慕名特地搭乘飞机到新加坡就诊。

在长期的教学和看诊中，Hugo 教授积累了大量的医案。尽管非常忙碌，但是为了把更多的知识和经验传递给更多的医生，他花了大量的时间来整理及撰写这本书，希望本书的出版让更多人能够从他的经验中汲取养料，从而帮助更多患有严重过敏性疾病的人，特别是儿童。

作者简介

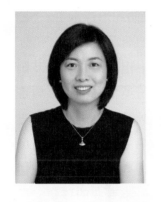

邵 洁

上海交通大学医学院附属瑞金医院儿科学硕士、内科学（呼吸病专业）博士，儿科主任医师、硕士研究生导师，主要从事儿童哮喘、过敏性鼻炎、特应性皮炎、食物过敏等临床和科研工作。兼任中华医学会变态反应学分会第三、四届中青年副主任委员，中华医学会变态反应学分会第五、六届委员兼副秘书长，中国医师协会变态反应医师分会第二届常委兼食物药物过敏组副组长。

邵洁博士不仅专业表现非常出色，更是医者仁心。为了让更多孩童远离过敏，并且帮助更多年轻医生成长，她已经成功举办了11届儿科哮喘与过敏专业会议，参加会议的年轻医生多达一千余人。她每年广邀全球知名专家和业内同行来上海举办讲座和交流会，介绍世界各地顶级教授和医生的知识和经验，也分享自己的专业见解和知识，让国内医生能够掌握最先进的理念和方法，提升在婴幼儿哮喘和过敏方面的预防和治疗水平。

　　收到 Hugo 教授的手稿，邵博士感念这本书出版后将会惠及国内同行，决定无私免费帮 Hugo 教授翻译。这份英文书稿很多内容都是手写的，邵博士阅读及进行编译时需要额外花费时间和精力进行整理，虽费时费力但她却甘之如饴。由于本书主要面向国内市场的读者，邵博士同时结合自己的丰富经验，把国内过敏和哮喘的情况进行整理，并在书中进行了介绍。为了让非医学专业的孩童父母能够读懂本书，她尽量避开使用医学术语，反复斟酌推敲，用浅显易懂的文字，以期让更多的读者能够从书中获益。在邵博士翻译整理过程中正值新型冠状病毒（COVID-19）疫情大流行，作为抗疫一线人员，在防疫的同时，她坚持不懈，耗费大量心血，毅然完成重任。

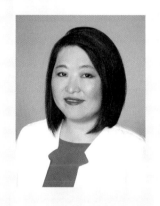

张润芝

　　张润芝女士出生于上海，1990 年移民新加坡。1994 年生下第二个孩子后，她带着孩子又搬回上海。在上海，她的第二个孩子在满 9 个月时出现严重哮喘，她以为哮喘是上海的冷空气造成的，在孩子一岁半的时候又举家搬回新加坡。抵达新加坡没几天，孩子哮喘又发作了，看了几次医生后，孩子还是不得不住进了医院。为此，花光了她当时全部的积蓄。

　　后来，她了解到尘螨才是引发敏感哮喘发作的主因。如果知道尘螨是罪魁祸首，就能从源头更早处理，孩子肯定会少遭受一些磨难。为此，润芝积极学习进修，出席讲座和交流会，了解过敏原和哮喘的导因，并因此结交了 Hugo 教授和邵洁博士这些过敏和哮喘领域顶级的专家和医生。

　　同样地，推己及人，为了让更多的人了解过敏原，并减轻过敏带来的困扰，让更多医生能够从 Hugo 教授和邵洁博士的知识里面汲取经验，润芝鼎力支持本书出版，并通过名下公司德国海豚（Dolphin）提供赞助。

序 一

当今世界过敏处于高度流行状态。过敏的表现从轻度的刺激症状到危及生命的严重表现，可谓多种多样。有过严重过敏反应的患者始终心有余悸，担心生活中再次意外暴露。虽然现在有很多药物可以减轻过敏反应的伤害，但是由于我们对过敏的病理生理机制的了解仍然不够，因此治疗和预防的手段也是有限的。近十年来，对过敏性疾病的认识进一步深入，建立了许多循证医学为基础的治疗措施，让我们的免疫系统对过敏原达成更好的耐受，甚至治愈过敏。特别是我们见证了几个关于预防食物过敏的里程碑式的研究已经转化到临床实践。

Hugo P.S. Van Bever 教授是一位颇具声望的免疫学专家，有35 年以上的临床经验。他也是一位执着的研究者和了不起的老师，他领导和参与了大量临床过敏研究、教学活动和医疗工作。他把在欧洲和新加坡多年积累的儿童过敏工作的经验呈现在本书里。

我们科全体同仁为 Hugo 教授取得的成就感到骄傲，这本书将始终是医学生、医务工作者、患者重要的学习资料，一定能帮助到患者，提高过敏患者的管理水平。再次祝贺 Hugo 教授！

新加坡国立大学医院 Khoo Teck Puat-
国立大学儿童疾病研究所　儿科主任
新加坡国立大学 Yong Loo Lin 医学院　儿科系主任
Lee Yung Seng 教授

序 二

　　本书的第二作者邵洁医生是我的学生，现为上海交通大学医学院附属瑞金医院儿科主任医师。她于 1992 年从南京医科大学儿科系毕业后来到上海交通大学医学院附属瑞金医院（当时的上海第二医科大学附属瑞金医院）攻读我的硕士研究生，1998 年攻读瑞金医院呼吸科邓伟吾教授的博士研究生。博士期间，她赴法国研修，师从法国著名免疫学专家 Frederic de Blay 教授，开启了她的儿童过敏性疾病研究事业，并从此乐此不疲，有近 30 年的临床经验，特别是在儿童食物过敏方面积累了丰富的经验。

　　Hugo 教授多次被邵洁教授邀请到上海，参与对中国儿科过敏性疾病治疗的医师培训教育，把对欧洲和新加坡儿童过敏性疾病的管理经验带到中国，也把中国的经验带到新加坡。因此，本书既有外国经验也有中国经验，一定能帮助到中国的临床医生和过敏性疾病患儿。

上海交通大学医学院附属瑞金医院儿科教授　主任医师

俞善昌

目 录

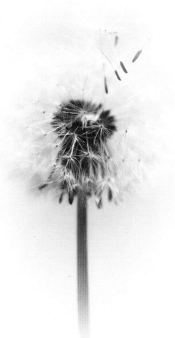

绪　论

过敏性疾病现已成为儿童最常见的一类疾病，全球有 20% 以上的儿童受其影响。自 20 世纪 80 年代以来，哮喘、特应性皮炎和鼻炎发病率逐渐上升，于 20 世纪末达到平台期。目前，哮喘和鼻炎发病率已趋于稳定，而特应性皮炎发病率仍在增加。与此同时，21 世纪以来又出现了一波以花生过敏为代表的食物过敏。因此，可以得出结论，过敏性疾病已经逐渐成为一个日趋增长的世界性健康问题。

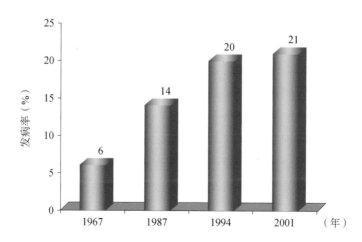

1967—2001 年新加坡哮喘发病率显著增加。引自：Wang X S, Tan T N, Shek L P C, et al.The prevalence of asthma and allergies in Singapore; data from two ISAAC surveys seven years apart[J]. Arch Dis Child, 2004, 89:423.

许多学者认为过敏性疾病的发病率升高与日渐西化的生活方式有关。一般来说，越是发达的国家，儿童过敏的发病率就越高。这一观点也被称为"卫生学假说"，这是我们为更高的生活水平所付出的代价。

过敏可以发生在任何人和任何阶段，大多数出现在婴儿期或儿童期。过敏体质的个体通过吸入、食入的方式接触过敏原，也可以通过皮肤接触过敏原，而这种过敏原对于不过敏的人来说根本就是无害物质。

所有儿童都可能发生过敏，父母一方或双方有过敏史的儿童发生过敏的风险更高。这部分儿童从父母身上获得遗传发病倾向，但最终是否发病又受到多种因素的影响。然而，即使父母不过敏，其子女仍有 15% ～ 20% 的过敏风险。

过敏性疾病的遗传风险

父母情况	孩子过敏发生率
父母双方均无过敏	15%~20%
只有父亲一方有过敏	40%
只有母亲一方有过敏	50%
父母双方均有过敏	70%
父母双方均有严重过敏	> 90%

过敏的遗传机制仍知之甚少，现已知的过敏发生机制涉及多种基因。同时，环境也扮演着十分重要的角色。环境影响基因的正常调控，病毒、细菌（包括自体微生物群）、环境污染、代谢、脑功能都被认为与过敏有关。

过敏有许多不同的临床表现，一些儿童表现为皮肤症状，如湿疹或荨麻疹；另外一些儿童表现为下气道过敏（如哮喘）或上气道过敏（如过敏性鼻炎）。在各种过敏性疾病中，以鼻炎最为多见，其次是哮喘和特应性皮炎。

过敏的重要特征

1. 过敏常见于儿童，临床表现多种多样。
2. 过敏最常见的临床表现是过敏性鼻炎。
3. 对吸入性过敏原过敏的发生率高于食物过敏原。
4. 在热带地区，尘螨是主要的过敏原。

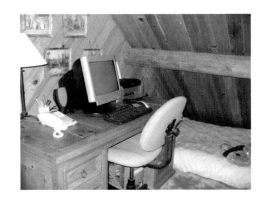

这是一个儿童卧室，不仅是睡觉的地方，也作为看电视和使用电脑的场所，孩子们待在卧室的时间总是太久。

过敏性鼻炎表现为鼻痒、打喷嚏、鼻塞、流鼻涕，有时候鼻腔分泌物后流刺激咽喉产生咳嗽。过敏性鼻炎的患儿也可有过敏性结膜炎、中耳炎，表现为眼睛瘙痒、充血、流眼泪以及中耳疾病。过敏性鼻炎可季节性或全年发作，东南亚国家属于热带气候，缺乏花粉季节，因而季节性过敏性鼻炎发生率低。中国地域辽阔，华北、东北、西北地区有典型的花粉季节，因而季节性过敏性鼻炎的发生率高。同时，华东、华南地区尘螨、霉菌过敏导致常年性过敏性鼻炎发病率高。

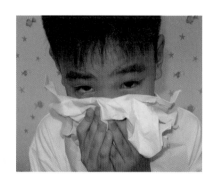

一名 10 岁男孩，因为屋尘螨过敏导致严重的过敏性鼻炎，每天都受打喷嚏、鼻痒、流涕、鼻塞症状的折磨，这些症状主要发生在早晨，学习和睡眠都受影响，生活质量下降。

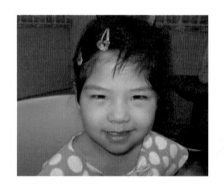

一名 8 岁女孩，患有严重的过敏性鼻炎，并且已经进展为过敏性鼻窦炎。她眼下深色肿胀发亮的部位是因为鼻窦处血液瘀滞造成的。

　　过敏性哮喘是发生在下气道（支气管）的过敏性疾病，通常表现为呼吸短促、咳嗽、喘息（呼吸伴有哮鸣音），同时哮喘可表现为慢性咳嗽。值得注意的是，过敏不是导致儿童哮喘的唯一病因，在低年龄儿童中，病毒感染也可引起哮喘。

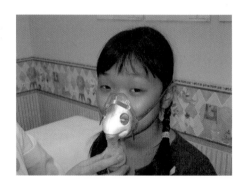

一名患有哮喘的女孩，在哮喘急性发作期正使用雾化治疗。

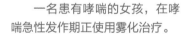

　　湿疹（或特应性皮炎）的特征是皮肤干燥，同时有慢性瘙痒性皮疹，经常发生在面颊部、颈部、肘窝、腘窝、踝关节及腕关节处等。

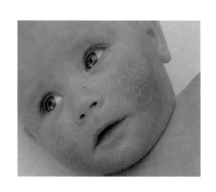

一名面部患有特应性皮炎的婴儿。

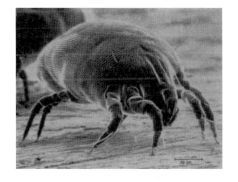

尘螨是热带地区儿童最主要的过敏原。

其他常见的过敏表现还有荨麻疹、呕吐、慢性腹泻、生长迟缓，这些症状常由食物过敏引起。部分儿童会发生严重的过敏反应，甚至过敏性休克。严重的过敏性休克可以致命，需要紧急处理。

小结：

本书旨在与包括医务人员和患儿父母分享关于儿童过敏性疾病的知识。许多父母缺乏对于过敏的正确认识并导致处理患儿的过敏性疾病方法失当；抑或是对疾病本身有错误的期望而失望。更有甚者，父母积极地为孩子寻求各种未经科学验证的方法，但有时这些治疗可能对孩子不利。

本书立足于科学知识，相信能帮助过敏性疾病的患儿及父母获得最正确的诊断及合理的治疗。

第一章 过敏概述

一、什么是过敏

过敏是机体免疫系统对无害的外来物质（通常是蛋白质类，有时也可以是糖类）产生异常或不恰当的应答，从而导致具有过敏倾向的个体出现皮肤、鼻部、肺部等症状。

过敏本身并不是疾病，也不是诊断，它代表人的一种遗传特征：有过敏或无过敏。

20世纪80年代以来，越来越多的人尤其是儿童出现过敏问题。今天，约30%的儿童有过敏性疾病或者有过敏征象（即过敏试验阳性）。过敏是机体通过产生特定抗体的方式对环境中的物质进行应答，这种特定的抗体称为IgE，就是通常所说的免疫球蛋白E。

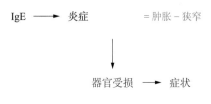

过敏 = 是一种特征而不是一种疾病！

= ……对环境中的物质（吸入性和食物性过敏原）
产生特异性抗体（IgE）的能力

IgE ⟶ 炎症　　　　= 肿胀 – 狭窄

器官受损 ⟶ 症状

过敏是一种特征而不是一种疾病。

IgE 能活化多种细胞引起机体过敏反应，从而导致炎症发生，使得机体进入警觉状态（"战备状态"）。炎症发生在皮肤上可以导致湿疹或荨麻疹；炎症发生在气管、支气管或者鼻部，分别可以导致哮喘或鼻炎；炎症也可发生在眼睛及胃肠道等器官，并引起相应的症状。

二、过敏进程

婴幼儿过敏首先表现为湿疹和慢性胃肠道反应，较大年龄的患儿更多地表现为慢性或反复发生的呼吸道疾病，如哮喘和（或）鼻炎。值得注意的是，婴儿期过敏主要表现为食物过敏，常见的过敏食物有鸡蛋、花生、牛奶，吸入性过敏原（如尘螨）过敏比较少见。严重过敏的患儿临床表现常随年龄不断变化，起初为食物过敏，表现为腹泻、呕吐、生长不良等，紧接着是湿疹，且这两者通常在婴儿期开始发病。其后，他们的临床症状开始演变，出现呼吸系统症状，即过敏性鼻炎和哮喘。这种过敏症状演变的现象称为"过敏进程"。过敏进程的发生机制尚不清楚，可能与过敏原暴露以及致敏的时间有关。

过敏并不一定有症状，许多人过敏却没有症状，有的甚至不知道自己过敏，大约 12% 的健康儿童过敏测试呈现阳性结果。

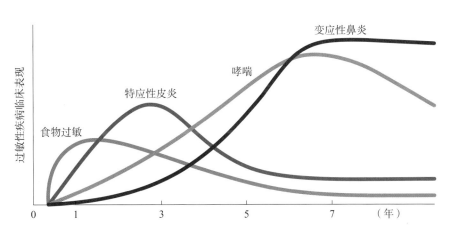

过敏症状演变的现象称为"过敏进程"。

关于免疫系统

免疫系统由多种不同种类的细胞组成，共同保护机体免受细菌、寄生虫、真菌、病毒等外界入侵物的影响，这个过程称之为免疫应答。免疫系统对所有接触到的环境外来物质都会产生一定的应答，即使这些物质是完全无害的或者有益的，如食物。对于食物这种无害的外来蛋白，机体免疫系统会形成一种有利的免疫耐受状态。免疫系统除了对外来物质的免疫防御功能外，还有其他功能可以保护人体在环境中维持健康，例如免疫系统发挥免疫监视功能抑制肿瘤细胞生长。

淋巴细胞是构成免疫系统的主要细胞类型之一，它在骨髓、胸腺、脾脏等淋巴器官中形成，并通过淋巴管在体内运行发挥作用。

如需了解更多关于免疫系统和免疫反应机制的细节，包括过敏免疫反应，互联网上的文章以及各种免疫学教科书可供参考。

三、是什么导致了过敏

过敏反应通常由一些外来蛋白质引起，称为"过敏原"。这些外来蛋白质对于非过敏的人来说是无害的。最近，有糖类（多糖）过敏的报道，而且发生率似乎在逐渐增加。

几乎所有蛋白质都可能成为过敏原，它们可以经口食入、经呼吸道吸入，抑或是经皮肤接触等方式进入人体；也可能通过猫、狗、仓鼠等动物咬伤，以及昆虫叮咬直接与人体血液接触。药物过敏情况比较复杂，药物本身不是蛋白质（如青霉素），但是能够与人体自身的蛋白质结合形成蛋白复合物，该蛋白复合物导致了过敏反应。因此，这种药物称为"半抗原"，是一个能结合蛋白质并将它转化成过敏原的小分子。

过敏原通常分为吸入性过敏原和食物过敏原两类。吸入性过敏原如尘螨、花粉或猫、狗皮屑等，食物过敏原如牛奶、鸡蛋、花生、鱼等为常见。但是，这种分类并不是绝对的，因为吸入性过敏原和食物过敏原都可以通过空气传播接触和口服接触。

常见过敏原

1. 吸入性过敏原
·尘螨、花粉、宠物、霉菌
2. 食物过敏原
·鸡蛋、牛奶、坚果、大豆、麦（年幼儿）
·花生、鱼、海鲜（年长儿和成人）

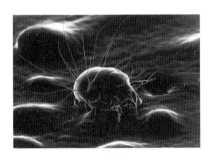 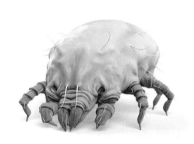

热带螨 　　　　　　　　　　　粉尘螨

尘螨是最常见的过敏原，分布于全世界，热带地区尤为突出。

举例：食物过敏原（鸡蛋）成为吸入性过敏原。

厨房的灰尘能携带烹饪过程中挥发的食物过敏原，灰尘中可以检测到足量的鸡蛋过敏原以及牛奶、花生等其他食物蛋白，食物过敏原通过气传吸入引发过敏。一个患有特应性皮炎且食物过敏的孩子吸入

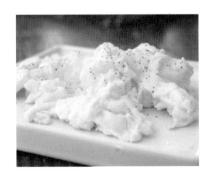

鸡蛋抗原可以气传，是年幼儿患特应性皮炎的一个重要诱发因素。

含有食物过敏原的空气也可能导致过敏，称为"皮肤致敏"。

举例：吸入性过敏原（尘螨）成为食物过敏原。

吸入性过敏原又分为室内过敏原和室外过敏原。前者包括尘螨、蟑螂、动物毛屑等，室外过敏原则包括各种禾本科草、树和杂草的花粉等。面粉可能会被尘螨污染，尤其是粉尘螨（*Dermatophagoides farinae*）。尘螨过敏原十分耐热，当敏感的人食入带有粉尘螨的面粉可引发与食物过敏类似的反应，如荨麻疹、舌头及眼睛肿胀，称为"煎饼综合征"。

家长的一些错误认识：

1. 我家孩子对香烟过敏。

2. 我家孩子对游泳池的水过敏。

3. 我家孩子过敏是邻居孩子传染的。

纠正：

1. 吸烟是一种不健康的行为，但二手烟并不是过敏原，它只是能引起气道的刺激反应。

2. 游泳池的水、浓烈的香水味也是同样的道理，即使健康人的气道也会受刺激。

3. 过敏主要是由基因遗传决定的，不会传染。

四、过敏的主要表现

具有遗传性过敏体质的人患过敏性疾病的风险较正常人高。然而，在无症状的人群中也可以见到过敏原检测阳性，说明过敏并不总有症状。为什么有些人最终发展为哮喘，而有些人发展为鼻炎甚至是特应性皮炎呢？目前还不是特别清楚。研究人员认为这可能与受累器官的敏感程度有关。同时，鼻炎、哮喘、特应性皮炎等症状急性加重也可能是由过敏以外的其他因素引起，如病毒感染、污染、刺激物，且症状的持续也不需要过敏原的存在。

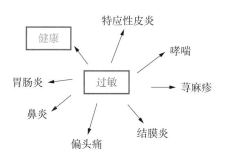

过敏可表现为多种形式。

对于儿童而言，过敏是一个动态的过程，这一点在"过敏进程"上可见一斑，又称为"过敏马拉松"。相比之下，成年人的过敏相对稳定，症状往往无法自行消除。

鼻炎、哮喘和特应性皮炎是最常见的过敏性疾病，大约每4名儿童就有1名受到影响。过敏性鼻炎首当其冲，在某些人群（例如新加坡的青少年）患病率可高达40%；哮喘以15%～25%的患病率居其次；而位列第三的特应性皮炎主要发生于低年龄儿童，患病率为15%～20%。

（一）常见的过敏性疾病

1.过敏性鼻炎

过敏性鼻炎临床表现为鼻塞、流鼻涕、打喷嚏以及鼻痒，这些症状影响患儿的睡眠质量、学习以及社交活动。过敏性鼻炎可以是慢性、常年性，也可以是季节性，后者也称为"干草热"。当鼻腔接触到过敏性刺激物时，

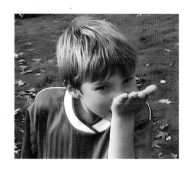

鼻炎的孩子经常用手掌向上推鼻子来缓解鼻痒，也被称为"过敏性敬礼征"。

便出现炎症性肿胀。鼻炎常合并哮喘、中耳炎、鼻窦炎等。鼻炎的孩子可能有黑眼圈，也可能经常用手掌向上推鼻子来缓解鼻痒，这也被称为"过敏性敬礼征"。

2. 哮喘

哮喘是气道炎症引起的一种进行性疾病，造成机体呼吸困难。喘息、气短、胸闷是哮喘的主要症状。如果症状严重且持续存在，甚至可导致胸廓畸形，如哈里森沟。在幼儿中，哮喘是一种由呼吸道病毒感染引发的非过敏性疾病，经常被称为哮喘性支气管炎或喘息性支气管炎。然而，随着年龄的增长，过敏因素占比逐渐增加。从5岁开始，大多数哮喘患儿都有潜在的过敏问题。在新加坡，触发哮喘最常见的过敏原是不同种类的尘螨。哮喘和鼻炎同属于气道疾病，所以鼻炎治疗稳定有助于控制哮喘。

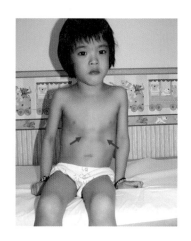

哮喘严重的患儿可导致胸廓畸形，产生哈里森沟（箭头所示）。

3. 特应性皮炎

特应性皮炎主要见于婴儿及低年龄儿童，严重者可迁延至成人期。特应性皮炎通常被称为"痒性皮疹"，颈部、上下肢、踝部是常见的好发部位。由于持续瘙痒，患儿搔抓引起皮肤破损，皮损反复破溃、结痂，甚至出现感染。傍晚或夜间瘙痒加重，严重者可影响睡眠。同时，特应性皮炎还严重影响患儿的日常生活与社会交往，他们会显得局促不安甚至感觉被朋友孤立，由此会导致严重的心理问题。值得注意的是，食物或吸入性过敏原的

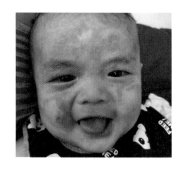

一名脸部患严重特应性皮炎的婴儿。

暴露或许与特应性皮炎的进展相关，其中经皮肤致敏似乎是导致过敏反应的关键机制之一，即过敏原通过皮肤致敏。特应性皮炎往往先于过敏性鼻炎和（或）哮喘发生，但并不是所有特应性皮炎患儿都会有气道过敏性疾病。

（二）过敏引起的其他问题

如果孩子患有一种过敏性疾病，那么他患其他过敏性疾病的概率就会增加。其中一些疾病可能是由原发的过敏性疾病导致的，所以合理治疗原发病可以预防其他过敏性疾病的发生。

1. 过敏性鼻炎相关并发症

1）结膜炎

过敏性结膜炎是一种可以单独发病的过敏性疾病，发生于眼部，但其通常与过敏性鼻炎共同发病，合称鼻－结膜炎。过敏性结膜炎主要特征为球结膜炎症，临床表现为结膜充血、流泪、针刺感、眼痒（揉眼睛）或有脓性渗出。有些患儿可能只表现为频繁眨眼睛，被误认为是神经抽动而到神经科就诊。更有甚者，过敏性鼻炎患儿因结膜炎发作被学校要求居家隔离，因为学校无法确定其是否具有传染性。然而，真正具有传染性的结膜炎是由细菌或病毒感染引起的，通常继发于上呼吸道感染。二者症状确实有相似之处，是否有眼睛痒的症状是过敏性结膜炎最关键的鉴别点。

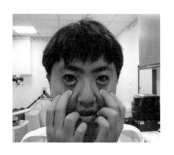

一名患过敏性结膜炎的男孩，
其结膜充血。

2）中耳炎

中耳炎是儿科门诊常见的疾病之一，也是最常见的需要抗生素治疗的儿科疾病之一。中耳炎又是过敏性鼻炎的常见并发症，尤其好发于 3～5 岁的学龄前儿童，可以反复发作或偶发，也可以继发于上呼吸道病毒感染后。中耳炎如果不及时正确治疗，久而久之可能导致听力受损、语言发育障碍。急性中耳炎早期表现为发热、耳痛以及不适感，患儿可能烦躁、拉扯患侧耳廓，同时还会有头痛、淡漠、呕吐、厌食、腹泻等非特异性症状。

3）鼻窦炎

鼻窦受累是过敏性鼻炎的典型并发症，大多数过敏性鼻炎的儿童都伴有鼻窦炎，二者合称"鼻－鼻窦炎"。儿童鼻窦炎主要表现为咳嗽及深黄或深绿色鼻分泌物，其咳嗽常由于鼻后滴流引起的浅咳，也称为"喉性咳嗽"。鼻窦炎通常为慢性，稳定期既无疼痛也无发热，但可引起反复的咽喉部感染，即咽炎。鼻窦炎急性发作通常是由于细菌急性感染引起，表现为面部疼痛及发热。鼻窦炎和鼻炎都可与哮喘并发，超过 50% 的哮喘患者同时合并慢性鼻窦炎。

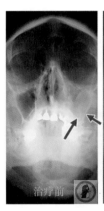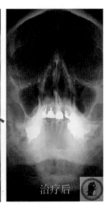

急性鼻窦炎治疗前后影像学比较
（箭头所示为病灶）。

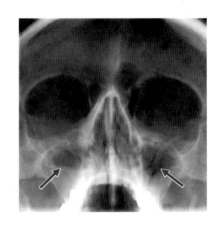

慢性鼻窦炎影像学表现
（箭头所示为病灶）。

2. 哮喘相关并发症：下呼吸道感染

未经治疗的哮喘对于各种感染具有易感性。反复支气管、肺部感染的儿童常常是一个潜在的哮喘患儿。反复的呼吸道感染首先应该考虑哮喘，至于一些潜在的致病因素如免疫缺陷、气道结构异常（如囊肿、气道异构、肺结构异常等）发生率远低于哮喘。

3.特应性皮炎相关并发症：皮肤感染

特应性皮炎患儿可并发不同种类的皮肤感染，病原包括病毒、细菌和真菌。感染部位通常表现为湿疹潮红，更典型的症状有水疱、疣或脓肿形成。感染需要有针对性地治疗，控制潜在的特应性皮炎有助于预防感染发生。

特应性皮炎并发皮肤感染的病原还有：各种疣，包括传染性软疣；细菌，尤其是金黄色葡萄球菌；疱疹病毒，可导致疱疹性湿疹。

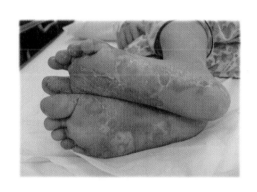

双足湿疹感染，引起疼痛、发热，需要静脉使用抗菌药物。

4.其他过敏性疾病

1）荨麻疹和血管性水肿

荨麻疹分为急性荨麻疹、慢性荨麻疹、物理性荨麻疹等多种类型。急性荨麻疹可由多种原因引起，食物过敏是原因之一，其他类型的荨麻疹与过敏的关系不大。荨麻疹的特征是突出皮面的不规则红色团块，由外周红晕及内部风团组成，剧烈瘙痒，搔抓后加重。荨麻疹发生在眼睑或嘴唇等疏松组织时可能导致严重水肿，称为"血管性水肿"。血管性水肿虽然与荨麻疹在病因上相似，但症状更严重。血管性水肿也可发生在喉部，会导致呼吸困难，甚至可能危及生命。

过敏因素导致的急性荨麻疹和（或）血管性水肿通常是由各种食物过敏，如花生、海鲜、蛋、牛奶、鱼及其他食物引起的。某些

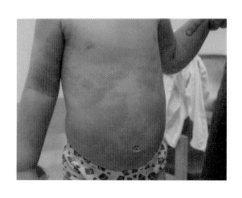

一名因食物过敏导致的荨麻疹患儿。

药物也可导致荨麻疹、血管性水肿，如抗生素（青霉素）过敏可导致严重的荨麻疹、血管性水肿甚至低血压性休克（即过敏性休克）。同时，昆虫叮咬过敏也可能导致荨麻疹和血管性水肿，例如马蜂或蜜蜂叮咬过敏。

2）急性过敏反应和过敏性休克

急性过敏反应是严重的全身过敏，它包括荨麻疹、血管性水肿、严重鼻炎和哮喘。食物、药物及昆虫叮咬等多种因素皆可导致急性过敏反应。一旦合并血压降低和心脑血流减少，即休克和神志不清，就称为"过敏性休克"。过敏性休克若不及时抢救，几分钟之内即可导致死亡。

3）特发性急性过敏反应

然而还有一大部分急性过敏反应即使专家百般努力仍无法找到病因，这些无法解释的反应称为"特发性急性过敏反应"。这种过敏反应可能是由于肥大细胞先天性异常进而自发释放组胺及化学物质引起的。

4）胃肠道过敏

过敏反应极少以呕吐和（或）腹泻为唯一表现，除非婴儿牛奶过敏。尽管有关于大年龄儿童食物过敏胃肠道表现的报道，但实际上大多数大年龄儿童的胃肠道反应都是由其他原因导致的，例如感染、某些食物不耐受（乳糖、谷蛋白），抑或食物中毒。

5）过敏可能参与的其他疾病

偏头痛、孤独症、行为异常、肾脏疾病等可能是患者过敏的病因之一，但是目前还没有足够的直接证据可证明其与过敏的相关性，绝大多数疾病都与过敏无关。

【病例讨论】

这是不是过敏？

14岁男童，主诉：反复干咳数周。自诉咳嗽是由粉尘引起的，因为他住的地区数周前动工建大楼，所以他怀疑自己是粉尘过敏。

回答：这并不是过敏，粉尘仅仅是一种气道刺激物，就好比柴油、烟雾等污染物刺激气道。室外的粉尘中没有尘螨成分，尘螨是室内过敏原。

小结：

过敏性疾病是过敏免疫应答的结果，大部分由遗传决定，但是环境暴露是一个重要的调节阀。过敏性疾病的症状广泛，其中皮肤和气道过敏最为常见，分别有特应性皮炎、荨麻疹和鼻炎、哮喘等。然而，过敏反应也可以在完全无症状的健康儿童身上被检测出来。

第二章 过敏性疾病在亚洲部分地区的流行情况

流行病学是研究疾病在不同人群中发生的频率，包括患病率和发病率。患病率（prevalence rate）又称流行率，是指某一时间点某人群中某种疾病的发生频率。发病率（incidence rate）指人群中新发某种疾病的比例。流行病学也在尝试回答疾病为什么发生的问题。同时，流行病学研究疾病发病率随时间的变化以及疾病的潜在危险因素。在大多数关于儿童过敏的流行病学调查中，患病率常作为该种疾病发生情况的首要指标。

一、过敏性疾病流行病学调查的经典范例

20 世纪 70 年代至 80 年代初期，关于民主德国（东德）和联邦德国（西德）的过敏性疾病研究表明，西德过敏性疾病的患病率高于东德，而东德的儿童更容易患呼吸道感染。当时东德社会生活水平较低，工业制造带来大量污染，相比之下西德较为富裕。东德和西德两地人群拥有相似的遗传学及地理背景，唯一不同的是过去的40 余年里暴露于不同的环境，这是一个非常好的研究样本。两德统一后一个明显的变化就是：前东德人的生活方式不断西方化，过敏性疾病发生率不断上升，至 20 世纪 90 年代初已接近前西德地区的发病率。这些研究不难看出，过敏性疾病与西方的生活方式有着密切联系（引自：Lancet, 1998, 351: 862-866）。

二、过敏性疾病的流行病学假说：卫生学假说

自 20 世纪 80 年代至今，儿童过敏性疾病的发病率逐年上升，发达国家更为显著。目前确切的病因尚不清楚，似乎与西方化生活方式息息相关。西方化生活方式减少了儿童接触细菌的机会，也减少了儿童体内的细菌负荷（如共生菌群的改变）。体内菌量的减少可能是过敏性疾病发生率上升的主要原因之一。因此，一些研究人员将过敏性疾病称为"富裕的代价"。接触的环境过度清洁、防腐剂及抗菌药物的使用减少了细菌暴露带来的免疫促进，由此导致过敏的风险增高。

不同国家或地区的一些关键研究都证实了以下观点。

过敏性疾病的"卫生学假说"

1. 与兄弟姐妹的接触能增加孩子间彼此的细菌暴露，从而刺激免疫系统。因此，家庭规模大，过敏的发生率往往较低。出于同样的原因，第一胎宝宝往往比他们的弟弟或妹妹更容易患过敏性疾病。

2. 小年龄时就进入日托中心的儿童有更多的机会和其他儿童接触，发生过敏性疾病的机会少于那些从未进过日托中心的儿童。

3. 小年龄时就与宠物（猫或狗）接触有益于预防过敏，因为宠物身上的细菌或细菌产物（如内毒素）都可能会刺激免疫系统。

4. 家庭环境过于清洁，每天多次用肥皂给孩子清洁身体，这些孩子更容易患过敏性疾病，尤其是特应性皮炎。

5. 在德国、澳大利亚和瑞士等国家，生活在农场的孩子比生活在城市的孩子过敏患病率低。

6. 有研究证实，在母亲孕期或婴儿出生前 6 个月使用益生菌对特应性皮炎的发生和发展有一定的抑制作用。

7. 抗生素的使用会破坏肠道及上呼吸道的自身菌群，过敏性疾病的患病率可能随之升高。

8. 对乙酰氨基酚的使用促进过敏的发生，发热可能对过敏有抑制作用。

过敏的发生是多因素的，过敏性疾病的发展更是遗传与环境之间相互作用的结果。此外，过敏性免疫反应从胎儿时期就已经开始了，这一观点现已被人们所接受。

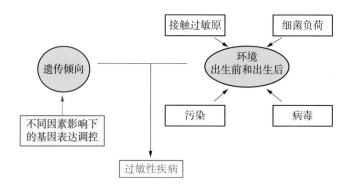

过敏性疾病是遗传因素与环境因素共同作用的结果。

三、哮喘、鼻炎和特应性皮炎的流行病学特征

大多数东南亚国家已经完成对于哮喘、鼻炎和特应性皮炎的国家级或国际流行病学调查，结论大致相同，即哮喘、鼻炎和特应性皮炎是最常见的过敏性疾病。过敏性疾病的发病率经过30年上升期，于 21 世纪初进入了平台期，哮喘、鼻炎和特应性皮炎在 20 世纪的增长被称为"第一波过敏浪潮"。

新加坡儿童哮喘患病率已经进入平台期，大约为 20%；鼻炎患病率更高达 30% ~ 50%，尤其在青少年中；特应性皮炎患病率也约为 20%。2010 年中国大陆 0 ~ 14 岁儿童流行病学调查结果显示，哮喘患病率为 3.02%，鼻炎患病率为 10% ~ 15%，特应性皮炎的患病率 12.94%。

四、食物过敏的流行病学特征

进入 21 世纪,以花生为代表的食物过敏发生率增加,被称为"第二波过敏浪潮"。

食物过敏的大型流行病学调查数据有限,原因较为复杂,其中一个原因是食物可以引起多种非过敏性症状,如食物不耐受、食物中毒、感染等。通常父母认为孩子发生了食物过敏,但特异性检测结果并不支持。仅凭病史来诊断是否食物过敏往往会过度诊断,这不仅仅孩子父母会犯错,临床医生同样也会犯错。即便如此,调查数据仍然显示全球食物过敏发生率正在不断增加。

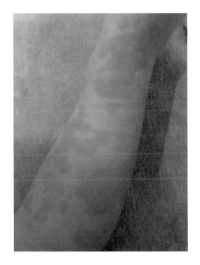

牛奶过敏所致的腿部荨麻疹。

食物过敏部分现状

1. 总体上,食物过敏的发生率较吸入性过敏原过敏(如尘螨过敏)的发生率低。但是,自 21 世纪开始,食物过敏患病率升高。

2. 人群中食物过敏的实际患病率约 2%,儿童发生率更高,可达 8% 左右。

3. 新加坡儿童的食物过敏患病率为 4% ~ 5%,与中国儿童的患病率大致相同。韩国、日本的患病率更高,可达 12%。但是,这种差异也可能是由于研究方法不同所致,并不一定是真正的差异。

4. 在过敏性疾病儿童群体中,食物过敏的患病率更高。例如,严重特应性皮炎的幼儿中食物过敏的发生率高达 90%。哮喘儿童中食物过敏的患病率低,据估计低于 2%。

5. 目前澳大利亚人群的食物过敏发生率最高,主要发生于澳大利亚出生的华人儿童，其中超过 10% 的 1 岁儿童被证实存在一种食物过敏。

6. 在新加坡，燕窝过敏的现患率出现了下降，这是目前食物过敏中唯一患病率下降的情况。

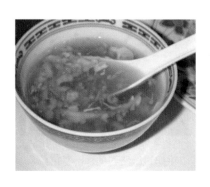

燕窝是雨燕科几种金丝燕分泌的唾液及其绒羽混合黏结所筑成的巢穴。燕窝的主要成分是蛋白质，富含人体需要的多种氨基酸。在新加坡饮食文化中燕窝是儿童常吃的"益智"补品，而它能引发严重的过敏反应，但是近年来燕窝过敏有所降低。

1992—1996 年诱发新加坡儿童严重过敏反应的食物种类

食物	占比（%）	平均年龄（岁）
牛奶和鸡蛋	11	0.7
燕窝	27	4.5
中药	7	5.0
甲壳类海鲜	24	11
其他［鸡、鸭、火腿、水果（香蕉、红毛丹）、谷类、胶制品、香料］	30	7.1

引自：Goh, et al. Allergy, 1999, 54：78−92.

亚洲的食物过敏在世界上比较独特，因为亚洲有许多独有的文化和饮食习惯，食物过敏类型也多种多样。但是目前为止，对亚洲的食物过敏流行病学还知之甚少，许多地区的流行病学数据还是空白的。普遍观点认为，亚洲的食物过敏发病率虽然很低，但正与全球的增长趋于同步。

在新加坡，花生过敏和鸡蛋过敏的发生率正在上升，前者较多发生在幼儿及年龄较大的儿童，后者主要发生在婴儿。鱼制品是新加坡人饮食中一个重要的构成，人均年消耗量为25.05 kg。新加坡的捕捞量无法满足需求，因此新加坡的鱼制品大多数靠进口，每年从中国南海进口约241 000吨鱼及鱼制品。尽管新加坡人经常吃鱼，但是鱼类过敏在新加坡仍然较为少见。如鳕鱼过敏占瑞典儿童食物过敏的39%，但在新加坡却较为少见。

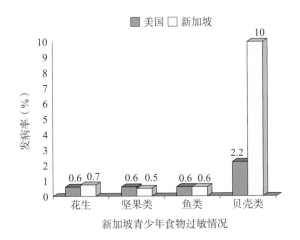

新加坡青少年食物过敏情况

本研究完成于2005年，调查对象来自24所学校，
年龄在14～15岁，共7 697名青少年。

中国食物过敏的儿童主要发生在婴儿，以鸡蛋、牛奶过敏为主，花生、坚果过敏并不多见，但是需要警惕。

五、新出现的食物过敏

近些年来出现了两种新的过敏食物：一种是对于益生元的过敏；另一种是对生肉过敏，主要发生在美国，新加坡地区暂未有报道。

（一）益生元过敏

在新加坡，最近有报道一些成年人或大年龄儿童在饮用含益生元的饮品后出现了急性过敏反应，如荨麻疹、急性过敏反应综合征。过敏试验证实了是配方饮料中的益生元导致了过敏反应，然而却没有婴儿出现过敏症状的报道。益生元本质上是一种低聚半乳糖，为肠道正常菌群提供养分。益生元过敏的机制还不清楚，但近期的研究显示尘螨过敏在该机制中起到一定作用（引自：J Allergy Clin Immunol，2012, 130：1361-1367）。

（二）生肉过敏

在美国，发现有成年人食用生肉（主要是生的牛、羊、猪肉）后出现荨麻疹、急性过敏反应综合征等严重过敏反应的情况。研究发现，这是由于被蜱虫（长星蜱）叮咬后产生的抗体与未加工熟的肉类中包括"alpha-gal"在内的多种糖产生交叉免疫反应［引自：Commins S P, Platts-Mills T A E. Tick bites and red meat allergy ［J］. Curr Opin Allergy Clin Immunol，2013, 13(4), 354-359］。

2020 年，北京协和医院变态反应科文利平等报道 2 例患者进食红肉后 3～6 小时内发生多次严重过敏反应，其中一例发病前有蜱叮咬史。

两个重要结论

（1）人群中过敏的患病率似乎越来越高，且已经不仅仅对蛋白质过敏，也开始对糖类过敏。

（2）昆虫能引发食物过敏，如蜱叮咬。其他昆虫与食物过敏的发生关系有待进一步研究。

小结：

流行病学调查显示，在过去的 30 年中过敏的发生率不断上升，虽然确切的原因尚不清楚，但"西方化的生活方式"与之关系密切。鼻炎、哮喘、特应性皮炎是最常见的三大过敏性疾病，尘螨等吸入性过敏原过敏较食物过敏更常见。然而，食物过敏也正在逐渐增多。在新加坡，花生和鸡蛋过敏的发病率正在逐渐上升，同时益生元过敏也是一种新的发现。中国儿童食物过敏仍然以鸡蛋、牛奶过敏为主，花生、坚果过敏并不多见，但是需要警惕。

第三章 没有过敏原就没有过敏

过敏性疾病是具有过敏体质的个体接触过敏原后发生的免疫介导的疾病。如果没有接触过敏原，就不存在过敏反应，也不会出现过敏性疾病。同时，过敏原对于正常人体是完全无害的，我们每天都在以吸入、触摸或食入等不同方式接触成千上万的过敏原。

一、什么是过敏原

过敏原的本质是蛋白质，有着复杂的分子组成。糖类和脂类通常不是过敏原，但近期有部分研究发现糖类也能成为过敏原，如前面章节所述，在益生元过敏中过敏原可能是糖类。

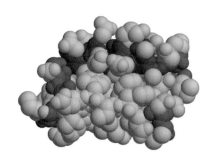

蛋白质是由氨基酸排列组成的复杂大分子，与多糖、核酸等生物大分子相似，蛋白质是生物体的重要组分且参与细胞活动。蛋白质功能对生物代谢十分重要，例如酶。同时蛋白质也有结构功能，例如肌肉中的肌动蛋白或肌凝蛋白。蛋白质是动物饮食的必需品，因为动物无法合成所有需要的氨基酸，只有靠饮食摄入，通过消化蛋白质获得氨基酸用于代谢。

过敏原是外来蛋白质，可以分为吸入性过敏原和食入性过敏原两大类，其中吸入性过敏可进一步分为室内过敏原（如尘螨）和室外过敏原（如花粉）。

本章将叙述部分最常见的过敏原。

【尘螨】

尘螨的种类有很多种，能引起过敏症状的种类主要有三种：屋尘螨、粉尘螨、热带无爪螨。屋尘螨及粉尘螨在全球范围内都是常见的，特别在气候温和地区，热带地区也可见到。热带无爪螨则主要分布在热带地区。

超过 30% 的新加坡人受尘螨影响。尘螨过敏与哮喘、鼻炎、过敏性皮炎的关系十分密切。尘螨的过敏原分布在床垫、枕头、床单、衣服、毛绒玩具、沙发和地毯上，甚至在头发及母乳中也可发现尘螨微粒。

尘螨也是中国气道过敏患者最常见的过敏原，83.7% 的气道过敏与尘螨相关。最常见的尘螨种类是屋尘螨和粉尘螨，从地域分布来看，从北到南，尘螨阳性率随温度与湿度增高而增加。

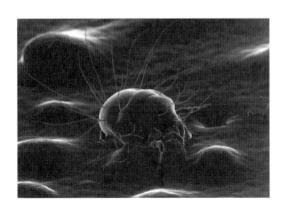

电镜下的热带无爪螨，是热带地区的主要致敏尘螨种类。

尘螨是一种节肢动物，属于螯形动物亚门、蛛形纲、螨目和无气门亚目；螨虫的其他亚目包括中气门亚目、后气门亚目（蜱）、前气门亚目和甲螨亚目。

尘螨的特征：

· 尘螨长约 0.3 毫米，在显微镜下可以看见。其虫体、分泌物、排泄物都是重要的过敏原。

· 尘螨仅存在于室内环境中，不存在于室外。

· 尘螨喜湿热环境，以人体皮屑为食，卧室中普遍存在，特别是床垫和枕头上。

· 尘螨在海拔 1 200 米以上的干燥、寒冷山区极少存在。

· 在热带地区，尘螨的浓度极高。

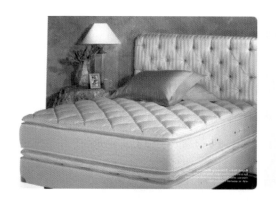

厚旧床垫及枕头是尘螨的主要寄居场所。尘螨以人体皮屑为食，只有人睡过的床垫上才有尘螨分布。

如何清除尘螨

尘螨只分布于室内。因此，对于所有尘螨过敏的群体建议多进行户外活动。尘螨以人体皮屑为食，所以在有人员居住的室内尘螨的检出浓度最高，特别在卧室（包括酒店房间）。由于我们大多时间都在卧室里度过，因此减少卧室的尘螨量尤为重要。完全清除尘螨是不可能的，但是可以通过一些办法来降低室内尘螨浓度从而改善患者的生活环境。

值得留意的是，从预防过敏的角度看，过度清除尘螨似乎对预防尘螨过敏并没有实际意义。以新生儿房间为例，进行过度彻底的除螨是不必要的。相反，一些研究指出，过于彻底地清除尘螨可能会增加新生儿后期对尘螨过敏的发生率。但这些观点还需要更深入的研究进一步确认。而对于已经确认对尘螨过敏的个体，应采取避免接触尘螨的措施。

面粉中可携带尘螨微粒，主要是粉尘螨，当尘螨过敏患者进食了这些由面粉制作的食品后可能出现过敏反应，称为"煎饼综合征"。

【病例讨论】

小女孩对什么过敏呢？

患儿，14岁，女孩。因进食油炸大虾后出现急性荨麻疹、眼睛和嘴唇血管性水肿到急诊科就诊，女孩最终得到了及时有效的治疗。但是小女孩对什么过敏呢？

虾的皮肤点刺试验结果显示阴性；用标准的面粉提取液进行皮肤点刺结果仍然为阴性。于是，医生请家长将家里炸虾用的面粉带来，面粉呈灰褐色，而且已经在厨房存放了很长时间。医生在显微镜下看到面粉里有许多尘螨，并最终确认这些尘螨属于喜欢生存在面粉中的粉尘螨。同时，对患儿进行尘螨皮肤点刺试验显示强阳性。

因此，结论是小女孩的荨麻疹以及血管性水肿是摄入了面粉中的尘螨引起的，类似于急性食物过敏，但是过敏原并不是食物。

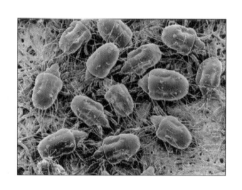

粉尘螨喜寄居于面粉中，对粉尘螨过敏的人食用这些面粉会产生过敏反应，如荨麻疹。

【蟑螂】

蟑螂过敏与鼻炎及哮喘的发生有关。来自包括韩国、马来西亚、新加坡、泰国以及中国香港、台湾地区的研究数据显示，蟑螂是继尘螨之后的第二大吸入性过敏原，在经济欠发达的社会人群中尤为突出。但是，单一对蟑螂过敏并不常见。

美国的研究表明，蟑螂过敏通常是城市儿童严重哮喘发作的原因之一。蟑螂的分布范围很广，无论在热带地区还是寒冷地区都可见其踪迹，过敏原来源于蟑螂虫体、粪便及唾液。值得注意的是，对尘螨过敏的儿童普遍对蟑螂过敏，蟑螂与尘螨存在交叉过敏，共同的过敏原是原肌球蛋白。

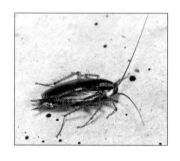

德国小蠊是分布最广泛，也是最难治理的一类世界性家居卫生害虫。

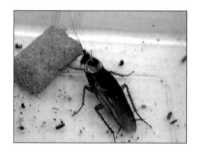

美洲大蠊食性广泛，喜食糖和淀粉，是一类世界性卫生害虫。

【宠物】

在亚洲地区，猫和狗等宠物过敏原是位于尘螨和蟑螂之后的第三大常见吸入性过敏原，宠物过敏原能引起鼻炎、哮喘及皮肤过敏症状，长期暴露于宠物过敏原会导致气道的慢性高反应状态，如鼻炎和哮喘慢性迁延，同时也会使气道对病毒感染等其他环境刺激物更加敏感。对宠物过敏的患儿常表现为反复支气管炎（哮喘）及反复感冒，但是宠物的主人因为长期接触往往无法意识到这是一个过敏原，只有那些不经意间接触了宠物的人因为突然暴露出现了症状才会发现自己对宠物过敏。隔离宠物会使气道对其他刺激物的敏感性降低，如果仅仅是对宠物进行清洁或是将宠物关在室外只会使症状产生轻微的改善。美国的研究表明，在许多室内、学校、日托中心等公共区域的灰尘样本中可以检测到宠物过敏原，即使不养宠物的家庭也是如此。这是因为猫、狗等宠物的过敏原能黏附于人的衣物或毛发上而被携带。

宠物过敏的一级预防与二级预防

一级预防的对象是那些存在过敏风险但尚未发生过敏的儿童，如有过敏体质父母的新生儿。多数研究表明，生命早期接触宠物一定程度上能减少后期发生过敏的可能性。其中的原因有两个，一是机体暴露于大剂量的过敏原后能逐渐形成耐受；二是宠物身上携带的细菌对于儿童来说也是大剂量的暴露，能诱发机体产生适当的免疫反应。

瑞士、奥地利、德国等欧洲国家的研究发现，自小在农村长大、经常与家畜接触的儿童过敏性疾病的发生率比城市里长大的儿童低。

当儿童有宠物过敏表现出现症状并需要治疗时，就应该隔离宠物。与宠物接触的频繁程度与症状的严重度正相关，可以对过敏的患者进行有针对性的预防从而防止出现新的症状，这就是所谓的"二级预防"。

【猫】

猫身上有一个主要过敏原被称为 Fel d1，属于糖蛋白类，由猫的皮脂腺分泌，存在于猫的皮肤和唾液中。猫过敏比狗过敏更常见。美国的研究显示，有过敏症状的人 25% 对猫过敏。猫毛、猫皮屑本身过敏原性更强，其次是因为猫不经常清洗。猫能够产生大量过敏原，雄猫尤为明显；过敏原的产生也与内分泌激素相关。猫携带的过敏原更轻、黏性强，更容易通过空气传播，在公共场所广泛分布，甚至在没有猫的地方也有猫过敏原存在，这是因为猫的过敏原可以黏附在养猫人的衣物上散落于公共场所中。也正因为如此，不养猫的家庭屋尘中仍然有猫过敏原。此外，猫皮屑微粒直径极小，更容易被人吸进肺部。因此，猫皮屑是过敏性哮喘的常见诱发因素。如果猫主人对猫过敏，那么气道过敏症状在所难免。

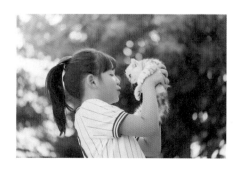

如果小孩为易过敏体质，长期与猫接触，可能导致气道过敏。

【狗】

狗身上的过敏原的主要成分称为 Can f1，它常见于狗的唾液及皮屑中，并不存在于狗毛中。在狗的血液中也发现了另一种重要的过敏原，即清蛋白，它能与其他如猫、老鼠等哺乳动物的清蛋白产生交叉过敏反应。狗过敏比猫过敏少，主要原因是猫皮屑

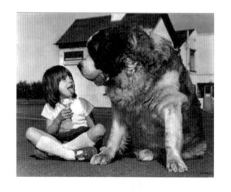

对狗进行规律的清洁能减少其身上携带的过敏原。

的过敏原性更高，且清洁频率不如狗高。对狗进行规律的清洁能减少其身上携带的过敏原。同样，狗的过敏原在不养狗的家庭及公共场所也可见，长期暴露将导致气道高反应性，并产生慢性、反复的哮喘和（或）鼻炎症状。

【仓鼠】

随着仓鼠在宠物圈越来越受欢迎，仓鼠过敏也随之增多。比如在东京等城市，由于城市的居住寓所比较小，人们养宠物时更青睐仓鼠而不是猫或狗。仓鼠过敏可表现为鼻炎、哮喘或特应性皮炎。仓鼠唾液中有一种强烈的过敏原，该过敏原不同于皮屑中的过敏原，因此被仓鼠咬后可能出现严重的过敏反应，表现为大面积的荨麻疹以及嘴唇、眼睛等处的血管性水肿。有趣的是，仓鼠唾液中的过敏原与尘螨过敏原相似。因此，有尘螨过敏的儿童被仓鼠咬后可能会发生严重的过敏反应，甚至严重的急性过敏反应综合征。

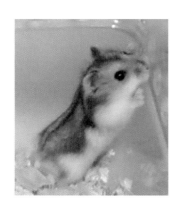

被仓鼠咬会引起严重的全身过敏反应，
表现为全身的荨麻疹及血管性水肿。

【花粉】

春季是常见的花粉季节，此时地球上各个地区的禾本科草、树木、杂草可产生花粉，过敏症状也随之发生。新加坡等热带地区没有明显的花粉季节，虽然空气中会发现许多不同种类的花粉，但是仍然少有花粉过敏。中国北方地区有明显的花粉季节，蒿属、藜属、莠草是最常见的花粉类过敏原，其中蒿属花粉为中国危害性最强、分布最广的夏、秋季花粉过敏原，蒿属花粉症发生在 6 ～ 10 月，其中 7 ～ 9 月为高峰期。

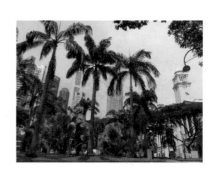

新加坡植被覆盖率高，空气中可检测到多种花粉。但即便如此，新加坡的花粉过敏发生率仍较低。

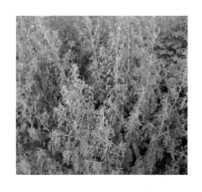

中国西北地区 6 ～ 10 月为蒿草花粉季节，其中 7 ～ 9 月为高峰期，产粉量大。

花粉季节时花粉浓度在短时间内达到高峰，导致患者出现花粉过敏症状，主要表现为呼吸道症状，比如季节性鼻炎和哮喘，前者又称为干草热。也有报道显示，花粉过敏引起湿疹或荨麻疹等皮肤症状。

花粉是植物繁殖所需的极其微小的圆形或椭圆形颗粒，最常见的能产生致敏花粉的植物看起来外表平平，没有鲜艳的花朵，如树、禾本科草、杂草等，这些植物的花粉颗粒小而轻且干燥，随风播散。

杂草花粉可经空气远播，如豚草花粉可以飘散到 600 多千米以外的海面以及 3 千米以上的大气中。一个地方的花粉可以随风飘到数百千米以外的另一个地方，并且由于植物特性，可致敏的花粉往往都是"大批量生产"。例如，一株豚草一天能产生百万之多的花粉颗粒。所以，想摆脱花粉困扰并不容易。

经常听到有人说自己对玫瑰这种颜色鲜艳、气味芬芳的花过敏，但事实上这类花粉过敏少有发生。因为它们不经过风媒传播，而是通过蜜蜂、蝴蝶等昆虫传播，多数人很少接触这种大且重的蜡状花粉颗粒，只有花匠、园丁等长期接触这类花的职业人群才可能对这些花粉过敏。

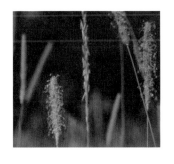

梯牧草　　　　　　　　　　　　　梯牧草花粉

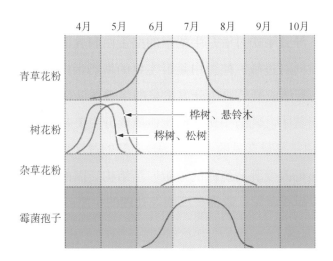

图示为英国的花粉季节，树木、杂草都可产生花粉，花粉经空气远播，想摆脱花粉困扰并不容易。

二、常见的食物过敏原

理论上，所有食物都可能引起过敏反应。但是，真正经常导致过敏反应的是有限的几种食物。在幼儿中，鸡蛋、牛奶、花生、豆类及小麦是主要的食物过敏原，而大年龄儿童则以海鲜、花生为主。

【牛奶】

各个年龄段都可发生牛奶过敏，但以婴儿期最为常见。有1%～3%的婴儿对牛奶过敏，随着年龄增长至1～2岁逐渐耐受。值得注意的是，牛奶过敏与乳糖不耐受不同，后者是因乳糖消化不良所致的，好发人群常为大年龄儿童或成人，婴儿少见。

无论是母乳喂养还是配方粉喂养的儿童都可能发生牛奶过敏。母乳喂养儿童发生食物过敏的概率较低。偶有病例由于母亲饮食中含牛奶，婴儿通过乳汁接触了少量的牛奶蛋白从而出现牛奶过敏。也有少数儿童尽管对经母乳分泌的少量牛奶蛋白敏感，但是直到自己添加牛奶的时候才出现过敏症状。

牛奶中包含的成分有：蛋白质、碳水化合物、脂质、矿物质及维生素。导致牛奶过敏是牛奶中的酪蛋白和乳清蛋白，有人对这两种蛋白质同时过敏。酪蛋白是最主要的牛奶蛋白，约占总蛋白的80%。牛奶凝结成凝乳块后分离出来的半透明液体为乳清，乳清蛋白就存在于其中。乳清中所含的蛋白质成分主要是α-乳白蛋白和β-乳球蛋白，是最常见的可引起IgE介导的过敏反应的牛奶蛋白。但是，高温可改变乳清蛋白的过敏原型结构。因此，对乳清蛋白过敏的人可以耐受蒸发、煮沸、灭菌等处理的牛奶或奶粉。

【鸡蛋】

鸡蛋过敏是婴儿最常见的食物过敏，尤其是患特应性皮炎的婴儿。原因有两个：其一，鸡蛋是十分常用的食材；其二，鸡蛋过敏原可以通过空气传播，厨房的灰尘中可检测到它的存在。鸡蛋中的主要过敏成分是卵清蛋白，大量存在于蛋白中，蛋黄中的含量则较少。对鸡蛋过敏的儿童通常会在4～5岁内耐受，但是如果持续过敏，可导致大年龄儿童出现荨麻疹和血管性水肿等过敏症状。

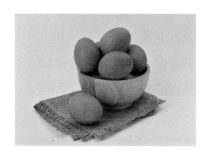

鸡蛋是幼儿特应性皮炎最常见的过敏原，具体原因仍未知，生命早期通过包括呼吸、接触等不同方式接触鸡蛋可能引发过敏。

对鸡蛋过敏的儿童能否接种疫苗取决于疫苗中是否含有鸡蛋相关过敏原。过去对麻腮风三联疫苗存在争议（即麻疹、腮腺炎、风疹），但是最近的研究表明，去除了鸡蛋过敏原的麻腮风疫苗对于鸡蛋过敏的儿童是安全的。

【小麦】

小麦与黑麦、大麦等谷物有许多相似的过敏原，这些过敏原本质是蛋白质，彼此之间有高度的交叉过敏倾向。另外，这些过敏原也与禾本科草花粉之间存在交叉过敏。小麦中引起过敏反应的蛋白质有三种：球蛋白、谷麦蛋白和麸质蛋白。其中球蛋白及谷麦蛋白过敏反应表现为湿疹及荨麻疹，而麸质蛋白则引起胃肠道症状。因此，小麦过敏与胃肠道症状并不完全画等号，认识这一点十分重要，标有"无麸质"的食物可能并不适合所有小麦过敏的人群。当一个人小麦过敏表现为胃肠道症状，他食用了含麸质蛋白的食物后，这些蛋白就会损害小肠黏膜屏障，导致腹泻、体重丢失、贫血或最终造成营养不良。

小麦过敏的患者应该规避所有小麦制品以及含有小麦成分的食品，包括烘焙食品、烘焙混合料、面包、蛋糕、曲奇、甜甜圈、松饼、油炸食品、面包屑、谷物、饼干、面包丁、奶油（增稠）汤、肉汁混合料和意大利面。

【大豆】

在美国大豆过敏发病率约 1%，在包括中国、新加坡在内的大多数亚洲国家大豆过敏并不常见。许多大豆过敏的病例最先起始于对含大豆的婴儿配方过敏。大多数大豆过敏儿童在 3 岁内逐渐耐受，但也可能迁延，成年人中大豆过敏的发生率也在逐渐增多。

大豆过敏在大多数情况下症状轻微，极少数会引起致命性的过敏反应。因大豆过敏而死亡的患者往往合并严重的花生过敏和哮喘。

【花生】

花生与大豆属于豆类植物，在世界范围内花生过敏的发生率正在不断上升，花生过敏是美国 4 岁以上儿童最常见的食物过敏。

花生含有多种过敏原，通常可以分为清蛋白（水溶性）和球蛋白（盐溶性），而球蛋白又可以进一步分为花生球蛋白和伴花生球蛋白。花生过敏会导致严重的反应，如急性过敏反应综合征，甚至也有因花生过敏致死的案例，这些案例仍以在美国发生为主。花生过敏除了规避之外没有其他更好的治疗方法，近期有研究报道花生口服免疫疗法取得了颇为满意的效果。同时，有人发现精炼花生油对花生过敏患者是安全的，而压榨花生油仍然保留着部分过敏性。

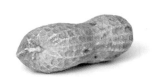

近年来，全球花生过敏不断增加。

【坚果】

坚果过敏并不常见，美国坚果过敏的人群约占总人口的 0.6%。常见易引起过敏的坚果包括核桃、腰果、杏仁、山核桃、开心果和榛子等，这些坚果之间存在着广泛的交叉反应。坚果过敏的患者无须回避花生，因为花生属于豆科植物，反之亦然。然而，一项研究显示，35%～50%的花生过敏患者同时合并至少一种坚果过敏，所以我们建议可以进行适当的过敏原检测评估是否坚果过敏。

【鱼】

亚洲地区鱼类的消费水平颇高，即便如此，鱼过敏的发生率仍低于欧洲或美国。鳕鱼是最常见的致敏鱼类，其主要的过敏原为Gad c1，这种蛋白质是从白肉的肌浆蛋白部分分离得到的一种细小清蛋白。另一种常见的过敏鱼类是鲑鱼，主要过敏原为Sal s1。大多数患者对新鲜煮熟的鲑鱼或三文鱼过敏，却对罐装的鲑鱼或三文鱼不过敏，说明不同的处理方法能破坏其中主要的过敏原。值得注意的是，鱼类过敏原同样可以通过空气传播而致敏。

在亚洲的热带国家，人们食用的鱼类主要以热带鱼为主，比如丝线鱼、印度凤尾鱼、鲳鱼等，这些热带鱼之间及与鳕鱼的 Gad c 1蛋白都存在交叉过敏反应。因此，鳕鱼的商业检测试剂可以用来检测其他热带鱼的特异性 IgE。

【甲壳类海鲜】

甲壳类海鲜过敏是亚洲国家大年龄儿童最常见的食物过敏。新加坡大龄儿童食物过敏的流行病学调查数据显示，儿童对这类海鲜过敏率高达10%。

甲壳类海鲜主要由各种贝类软体动物（蜗牛、贻贝、牡蛎、扇贝、蛤、鱿鱼和章鱼）和甲壳类动物（龙虾、螃蟹、淡水虾和咸水虾）组成。其中研究最深入的是淡水虾和咸水虾的过敏原——原肌球蛋白。无独有偶，在屋尘螨、蟑螂和其他昆虫中也可以检测到原肌球蛋白。在亚洲，相当数量的室内尘螨过敏和（或）蟑螂过敏的儿童对海鲜，特别是对淡水虾和咸水虾过敏。甲壳动物之间存在相当大的交叉过敏。

特别值得注意的是：鱼与甲壳类海鲜之间不存在交叉过敏反应。

海鲜、蟑螂（和其他昆虫）与屋尘螨之间的交叉反应需要进一步研究。可能是这种所谓的"热带三角"过敏原之间通过交叉反应和重叠致敏作用导致了尘螨过敏的高发。

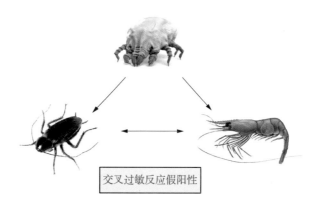

交叉过敏反应假阳性

热带三角［尘螨、贝类海鲜、昆虫（如蟑螂）］间存在交叉过敏反应。

【燕窝】

燕窝深受华人喜爱，然而在21世纪初的新加坡却有人因此出现了严重的过敏反应，甚至出现危及生命的急性过敏反应综合征。人们发现燕窝是引起新加坡学龄前儿童发生严重过敏的最常见食物，如今我们已经知晓了燕窝过敏原的性质，并总结出印度尼西亚出产的燕窝比产自马来西亚及泰国的燕窝更不易过敏。值得庆幸的是，近些年燕窝过敏的发生率在不知不觉地降低。

三、其他过敏原

【药物】

事实上，所有的药物都有药物不良反应，其中包括药物过敏反应。药物过敏的机制并不总是与 IgE 相关，许多潜在的机制尚不清楚。儿童中最常见的 IgE 介导的药物过敏是抗生素过敏，尤其是青霉素、阿莫西林等 β-内酰胺类药物。在该类型的过敏反应中，抗生素是半抗原，不足以引起过敏反应；当与人体内的蛋白质结合即具有免疫原性，成为完全抗原。在各种药物过敏反应中，IgE 介导的过敏反应是最严重的不良反应，甚至可能威胁生命。而其他的过敏反应通常是轻微且可逆的。当然也有例外，比如药物引起的严重 Steven-Johnson 综合征，它不属于 IgE 介导的过敏反应，但是后果非常严重。

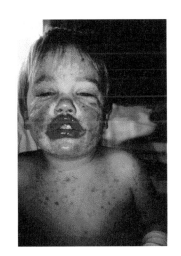

Steven-Johnson 综合征患儿。

目前尚无基于人群特别是儿童人群的药物不良反应调查数据。在美国，成人住院患者中严重的药物不良反应发生率约为 7%，致死性不良反应发生率约 0.3%，如果算上轻症的药物不良反应，这个数字应该至少翻倍，约占成人住院人数的 15%。新加坡的一项回顾性研究分析了 1997—2002 年期间国立大学医院儿科就诊的 5 岁以下儿童数据，发现约 1% 的儿童有可疑的药物不良反应，其中 30.3% 因 β-内酰胺类抗生素过敏，主要是青霉素。这群疑似过敏的儿童部分接受了过敏原检测，结果发现只有 13.3% 的人是真正过敏。生物制剂，包括异种抗血清、静脉注射免疫球蛋白（IVIG）和一些疫苗等可直接诱发过敏反应，其中异种抗血清引发过敏的效应很强。临床上常用的抗血清有抗胸腺细胞球蛋白和抗狂犬病、蛇毒、蜘蛛毒血清，在使用这些药品之前建议进行皮肤点刺试验，皮肤测试呈阳性的患者需要脱敏使用。IVIG 过敏反应很少见，但可发生在选择性 IgA 缺乏症患者或在免疫球蛋白注射前已产生抗 IgA 抗体的常见变异型免疫缺陷患者，这些患者应使用不含 IgA 的 IVIG。

【乳胶】

天然橡胶来自热带橡胶树的液体（如巴西三叶胶），这种液体可以加工成生活中的各种橡胶制品，如气球、橡皮玩具、奶嘴和奶瓶、橡皮筋等。同时，许多医疗及牙科用品都含有乳胶，如手套、导尿管、牙坝和填充根管的材料，以及止血带、复苏设备。含乳胶的制品都有不含乳胶的替代品。

乳胶过敏症状可轻可重，症状轻的表现为眼痒、结膜充血、流泪，严重的有鼻炎、咳嗽、哮喘及荨麻疹，甚至可出现过敏性休克。

哪些人更容易对乳胶过敏

医疗行业从业者及橡胶厂工人是乳胶过敏的高危人群，有干草热的医务人员尤其容易出现乳胶过敏，统计数据表明发生率可达25%。另外，接受过多次手术的患者也容易出现乳胶过敏，比如患有先天性脊柱裂的儿童。

橡胶中的部分蛋白质与一些食物中的蛋白质相似，因此存在交叉过敏反应，橡胶过敏的人食用某些食物后出现过敏反应，最常见的食物有香蕉、牛油果、栗子、猕猴桃及番茄。很多食物都可能有交叉过敏反应，但是如果完全回避，那随之而来的可能是儿童的营养问题。

脊柱裂儿童与乳胶过敏

早在 1989 年就有人首次提出脊柱裂儿童可能会发生严重的乳

胶过敏。自此以后，研究发现有 18% ～ 73% 的脊柱裂儿童或青少年对乳胶过敏，在新加坡约为 50%。过敏症状轻重不一，可表现为眼睛瘙痒、流泪、喷嚏、咳嗽等，抑或是荨麻疹以及呼吸道水肿，甚至可以出现危及生命的血压、循环改变（即过敏性休克）。脊柱裂患者需要接受多次手术、反复的临床检查和检验，同时还要进行尿道及肠道的操作。因此，他们在早期就多次甚至持续地暴露于乳胶产品下，这或许就是脊柱裂患者会对乳胶过敏的原因。

小结：

　　脊柱裂儿童发生乳胶过敏给我们一个启发：所有人都可能成为过敏患者，其中关键的环节似乎是早期反复接触过敏原，过敏原剂量小且变化不一尤其会诱发过敏反应。

第四章 儿童哮喘到底是不是过敏

支气管哮喘是发生在下气道的一组慢性疾病，它的临床表现多样，因此也称为"哮喘综合征"。哮喘的主要特征是下气道对环境刺激物十分敏感，环境刺激物包括二手烟、机动车废气等室内外污染物、呼吸道病毒感染（如普通感冒），以及尘螨、花粉、宠物之类的吸入性过敏原等。哮喘患儿气道对刺激的过度反应，也称为"气道高反应性"。气道高反应性导致气道充血水肿等炎症反应，并伴有气道炎症细胞大量聚集、气道痉挛、分泌物增多，其结果是气道缩窄及炎症状态。如果刺激因素持续存在，严重者将造成肺组织纤

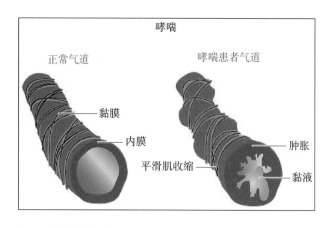

哮喘患儿气道肿胀，导致气道狭窄和通气困难。

维增生，影响肺发育。因此，各种环境刺激物的持续存在往往是诱发慢性气道炎症的原因，气道炎症和水肿导致通气下降，进一步造成呼吸困难及呼吸异响，即呼气有哮鸣音。

　　在亚洲乃至全球范围内支气管哮喘都是常见病，尤其儿童，平均患病率为 20%。支气管哮喘限制了儿童参加课外活动，导致上课缺勤；同时，父母也因此感到焦虑并耽误工作。过敏是 3 岁以上儿童支气管哮喘的一个重要影响因素。低年龄儿童哮喘的主要诱因是病毒感染，过敏的影响极小。病毒感染诱发的支气管哮喘可轻可重，病情严重时甚至需要进入重症监护室治疗。病毒导致的支气管哮喘预后良好，一般 7 岁后可自然缓解；相反，过敏诱发的哮喘很有可能会持续到成年。根据诱发因素可以将支气管哮喘分为两种主要类型，即幼儿常见的病毒诱发性哮喘和年长儿常见的过敏性哮喘，这两种类型既可能发生在同一名患儿身上，也可出现在不同阶段，因为哮喘是一个动态变化的慢性疾病。

常见的哮喘类型

哮喘类型	特　点
病毒诱发性	主要发生在低年龄儿童中
过敏性	主要发生在 5 岁以上的大年龄儿童中
内源性	由运动、大笑、过度通气诱发
继发性	继发于其他疾病，如鼻窦炎、胃食管反流、免疫性疾病、特异性肺结构异常等

　　相似的哮喘分类有很多，一个患儿可能同时属于多种类型，而且在某个时间段内可能从一种类型转变成另一种类型。

一、哮喘的定义

　　哮喘有多种定义，但都强调了它是一种慢性疾病。大多数学者认为哮喘的诊断应至少有 6 个月的病程和（或）至少 3 次反复发作。对于婴儿和低年龄儿童，如果 1 ～ 3 个月的病程中发作次数超过 3 次也可以考虑诊断为哮喘。如果只有 1 ～ 2 次喘息发作暂不能诊断哮喘，倾向于喘息发作或病毒性支气管炎。

二、哮喘的典型症状

- 咳嗽，尤其是慢性咳嗽、夜间或运动后干咳。
- 喘息，通俗来说即胸部吹哨音。
- 呼吸急促。
- 胸闷。

以上这些症状可急性发作或表现为慢性持续发病，每个患儿的症状可能有所不同。通常一个孩子出现 3 次喘息或咳嗽等症状并持续存在，就可能判定为哮喘。有些孩子可能仅表现为咳嗽，尤其是夜间咳嗽；而另一些孩子可能表现为喘息发作或反复的支气管炎甚至是反复的肺部感染（即肺炎）。支气管哮喘患儿可能出现突然的喘息、咳嗽和呼吸急促，这就是所谓的哮喘急性发作，是哮喘最典型的表现。哮喘急性发作可以轻微也可能严重，甚至可能需要紧急治疗。

三、哮喘的不典型表现

- 慢性咳嗽。
- 反复支气管炎（分泌物多，喘息性支气管炎）。
- 反复细支气管炎（主要是婴儿）。
- 反复喉炎。
- 反复肺炎。

名词解释

名　称	解　释
支气管炎	是肺部大气道感染，主要症状是咳嗽、咳痰和发热，有时候患儿会出现呼吸困难、喘息。反复的支气管炎（如每个月发作）是哮喘的一个常见临床表现。
细支气管炎	细支气管是介于支气管与肺泡之间的小气道，细支气管炎是细支气管的急性感染，主要影响婴儿。症状表现为呼吸浅快或呼吸困难、咳嗽、喘息。细支气管炎可能是哮喘的首发症状，也是后期发生哮喘的危险因素之一。
喉炎	喉炎是喉部的感染，表现为犬吠样咳、吸气困难、吸气相延长、喘鸣。
喘息	由于大气道缩窄，喘息发作时胸部可闻及哮鸣音。喘息是哮喘的症状之一，也发生于一些可导致气道缩窄的疾病中，如支气管炎、细支气管炎；同时，气道有异物也可出现喘息。

四、儿童哮喘的发病因素

（一）遗传因素

通过对双胎哮喘的研究发现，支气管哮喘无论是否与过敏相关都存在遗传基础，但又具有明显的异质性，临床表现与环境因素密切相关。许多哮喘患儿的父母并没有哮喘；也有许多父母患有哮喘，但其子代却无哮喘。

大多数关于儿童哮喘的流行病学研究表明，10 岁以前男性患病率高于女性；到了青少年期，女性新发哮喘更多见，尤其是合并肥胖或青春期发育提前的女性。

（二）环境与生活方式因素

1. 过敏原

下气道过敏反应是造成哮喘迁延的重要因素，特别是大年龄儿童。接触过敏原，特别是室内过敏原，是过敏性哮喘的一个重要危险因素。在婴儿期，皮肤、胃肠道或气道过敏反应经常由食物过敏原引起，吸入性过敏较少。婴儿期食物过敏是 4 岁后发生支气管哮喘的重要危险因素。

2. 感染

呼吸道病毒感染是儿童哮喘发作最常见的诱因，一些病毒可能使过敏性哮喘加重。鼻病毒是所有年龄段儿童哮喘加重最常见的病毒，早期鼻病毒感染增加了后期哮喘的发生风险。呼吸道合胞病毒是幼儿细支气管炎最常见的病原体，可造成哮喘明显加重，且严重的呼吸道合胞病毒能诱发过敏，过敏持续时间可长达数年，导致过敏性哮喘的慢性炎症。研究显示，正常菌群对呼吸道病毒感染有修复作用，例如病毒感染早期，大量乳酸菌的存在可能降低后期哮喘的发生风险。

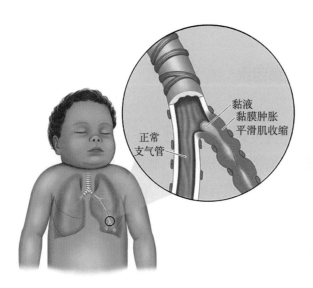

正常
支气管

黏液
黏膜肿胀
平滑肌收缩

婴儿的细支气管炎可以看作是一次严重的病毒诱发型哮喘发作，患儿会出现发热、呼吸急促及肺过度充气，并需要住院治疗，他们中的大多数日后还会出现反复哮喘发作。

迄今尚无证据证明婴儿期接种疫苗会增加支气管哮喘或过敏的风险，然而生命早期使用抗生素会增加过敏及支气管哮喘的患病风险，因为抗生素影响了肠道正常的共生菌群。因此，抗生素处方必须严格规范，仅用于已确诊或高度怀疑的细菌感染。

3. 烟草暴露

烟草暴露对于任何年龄的儿童都是最危险因素。母亲孕期吸烟将导致胎儿肺发育受损，儿童生命早期会出现包括哮喘在内的呼吸道症状。吸烟对所有人的健康都不利，对儿童伤害更大。这是因为儿童的气道更小，被动吸烟使哮喘症状迁延，也严重影响治疗效果。因此，避免任何形式的烟草暴露是防治儿童哮喘及其他呼吸道疾病最为重要的措施之一。

其他的刺激物包括香水和含氯气体，含氯的水也可能成为气道刺激物，尤其是室内游泳池的水，良好的通风系统可避免症状发生。

4. 空气污染

交通或工业等带来的大气污染对于儿童支气管哮喘的影响显而易见，除了对肺部的直接毒性作用，空气污染还导致气道炎症，使遗传易感儿童发展为支气管哮喘。虽然我们常认为空气污染属于室外环境，但是室内同样也能检测到高浓度的空气污染物。

5. 营养

母乳喂养是婴儿最好的喂养方式，尤其对于有过敏遗传倾向的婴儿，母乳喂养能降低过敏性疾病的发生率。同时，许多研究表明饮食结构（如地中海饮食）也可影响哮喘的发生，其中包括钠含量、脂质平衡及抗氧化剂的水平等。但是，饮食的影响因素十分复杂，这些因素在研究中也很难把握。

另外一些研究发现，在饮食中添加 ω-3 多不饱和脂肪酸能降低哮喘发病的可能性，但仅仅是可能，还未得到进一步证实。

6. 运动

大多数未经治疗的哮喘儿童运动后可能诱发哮喘症状，运动诱发的哮喘也是一种特殊类型的哮喘。即便如此，也不能禁止患儿运动，因为规律的有氧运动对促进健康至关重要。相反，哮喘患儿青春期症状持续存在与儿童期低体能有关。

7. 压力

心理因素，尤其是长期心理压力会影响支气管哮喘的稳定。研究表明，父母的精神压力也能影响患儿哮喘的控制。哮喘与心理健康状况息息相关，压力会加重哮喘，因此进行压力管理训练也大有裨益。

8. 肥胖

最新的研究发现，肥胖是哮喘和过敏的主要危险因素之一。肥胖的人数逐渐增多，同时也带来了一种预后不良的新型哮喘——肥胖型哮喘。相反，非肥胖型和运动型儿童哮喘持续的风险降低。

儿童过敏到底是怎么一回事

一个真实的故事

一名 10 岁的女孩患有严重的过敏性哮喘。她对猫严重过敏，一接触猫就会有严重的哮喘发作，所以医生建议她尽可能避免与猫接触。一天晚上，小女孩正津津有味地看电视，这时画面上突然出现了一只猫，小女孩哮喘就这样急性发作了！虽然没有与猫直接接触，但是由于突然的紧张，造成小女孩过度换气，导致哮喘发作。

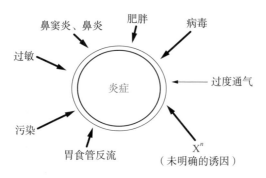

大量刺激物可诱发气道炎症，并导致哮喘发作。

哮喘可以在各个年龄段发病，但不同年龄段常见的诱发因素不同。3 岁以下幼儿常见的诱因是呼吸道病毒感染，而非过敏。而在大年龄儿童中，过敏逐渐扮演重要的角色，特别是对尘螨、蟑螂、宠物和花粉等过敏。食物很少引起哮喘，如果诱发哮喘的话，患儿通常会有其他伴随症状，如荨麻疹或血管性水肿。一些其他的诱因包括：运动、大笑或紧张等造成的过度换气、空气污染、胃食管反流。

哮喘常见诱因及各年龄段间影响程度差异

诱 因	婴 儿	学龄前期儿童	大年龄儿童
上呼吸道感染	++++	+++	+++
过敏	–	+++	++++
污染	+++	+++	+++
上气道病理改变（如鼻炎、鼻窦炎、鼻－鼻窦炎）	++	++++	++
胃食管反流	+	–	–

注："–"表示"不常见"，"+"表示"较少见"，"++"表示"常见"，"+++"表示"较常见"，"++++"表示"非常常见"。

五、哮喘的诊断

哮喘没有特异的检查及检测指标，诊断很大程度上基于患者提供的病史，以及排除其他疾病、反复喘息和（或）慢性咳嗽，最终诊断通常需要发作 3 次以上或至少持续 1 个月以上的慢性咳嗽症状。

哮喘可能出现的异常体征有肺部听诊喘鸣音、啰音等，若既往有反复严重发作的患儿可出现胸部畸形。在哮喘发作间歇期，患儿的临床检查结果可以完全正常。因此，体征正常并不能排除哮喘。

过敏性哮喘的儿童也会有其他过敏症状，如湿疹、过敏性鼻炎（鼻塞、流鼻涕、鼻痒、打喷嚏）、过敏性结膜炎（结膜充血、眼痒）等。肺功能和过敏原检测等能帮助医生更好地评估哮喘的严重程度及潜在致病因素。

（一）肺功能

哮喘患儿可出现肺功能异常，但是并没有特异性。

哮喘患儿肺功能有以下特点：

· 持续性哮喘导致肺发育下降。

· 支气管阻塞，经支气管扩张剂治疗后可逆转。

· 气道持续炎症，炎症指标FeNO，即呼出气一氧化氮值升高。

· 气道高反应性，吸入组胺或甲胆碱可出现反应。

大多数肺功能检查都需要患儿能够配合。因此，肺功能检查的适用年龄为5岁以上。现在也有一些特别的肺功能检查，可用于小年龄或不能配合的儿童。

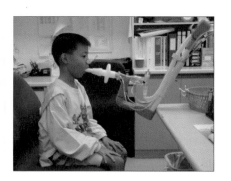

肺功能检测是评估哮喘严重程度的重要工具，严重的肺功能异常是发展为成人期哮喘的危险因素。

（二）过敏原检测

对哮喘患儿进行过敏原检测十分必要，因为过敏与否是决定预后和治疗效果的重要因素。严重过敏的患儿哮喘往往更加持续。

过敏原的检测技术如下：

· 血液过敏原特异性 IgE 检测。

· 皮肤点刺试验：多数在前臂进行，有时候在后背进行。首先，用酒精消毒前臂。其次，在标记好的皮肤上滴一滴市售的过敏原提取液。然后，用专用无菌针透过液滴在皮肤上轻扎一针，目的是使少量的过敏原进入皮肤，15 分钟后观察针刺部位。若患儿对该过敏原过敏，则点刺部位会有像蚊子叮过一样的小团块。婴儿和儿童都能很好地耐受皮肤点刺试验，其结果准确，并且相对经济，也比血液 IgE 检测敏感。因此，皮肤点刺试验是过敏原检测中的首选测试方法。

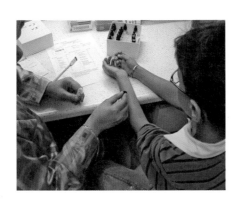

过敏原皮肤点刺试验帮助患者找到潜在的过敏原，如尘螨等。其结果具有预测作用，因为若患儿有严重过敏，其哮喘症状持续存在的可能性更大。

六、哮喘的治疗

对于大多数儿童来说，哮喘是一种无法完全治愈的疾病，其发展变化不定，甚至无法预测，可能随着年龄增长而自行缓解，也可能一直反复。哮喘反复通常与肺功能较差或合并严重的过敏有关，其他影响预后的因素包括肥胖、烟草暴露和治疗依从性差等。

在目前安全有效的药物帮助下，大多数支气管哮喘可以很好地控制。但是，一旦治疗中止症状会反复，毕竟并不是所有的药都有延滞效应。免疫治疗有一定的维持效应，但也并不是所有的患者都是如此。治疗哮喘绝不仅仅是开处方那么简单，而是要教给患儿及其家长关于哮喘的整套知识，称为"整体方法"。对患儿及其家庭成员的有效宣教是治疗的关键，哮喘治疗的目标包括控制所有哮喘症状、预防哮喘再次发作以及哮喘患儿回归正常健康的生活。最新的哮喘管理指南主要是注重控制哮喘症状，通过建立协作小组共同制订个体化的治疗方案，最终努力实现哮喘的控制。这个协作小组成员包括患儿、相关的家庭成员或照顾者、医生、护士或临床助手以及药剂师。

（一）哮喘控制指标

哮喘控制指标如下：

- 日间无症状，或每周不多于 2 次。
- 日常活动没有限制，包括体育锻炼。
- 夜间无症状或夜间无憋醒。
- 停用缓解药物或每周不多于 2 次。
- 无持续加重。
- 肺功能结果正常或接近正常。

支气管哮喘的整体治疗方法

1. 患儿及家庭教育、自我评估及管理
2. 规避所有的环境刺激（过敏原、刺激物）
3. 药物（预防药物及缓解药物）
4. 免疫治疗（部分病例）
5. 其他
   - 运动
   - 合并症的治疗，如鼻炎、鼻窦炎、肥胖、胃食管反流等

(二)哮喘治疗药物

1. 缓解药物

这类药物用于对症治疗。通常这类药物能扩张呼吸道，称为"支气管扩张剂"。支气管扩张剂仅在儿童出现症状的情况下使用。

哮喘缓解药物

药物分类	给药方式	常见药物举例
短效 β_2 受体激动剂	吸入	沙丁胺醇（万托林） 特布他林（博利康尼）
	口服	沙丁胺醇（万托林） 特布他林（博利康尼）
抗胆碱能药物	吸入	异丙托溴铵（爱全乐）
糖皮质激素（虽不是真正的缓解药物，但可在急性发作时使用）	口服或注射	泼尼松龙 氢化可的松

2. 预防药物

这类药属于控制哮喘用药，通过降低炎症水平预防新发症状、减少症状并对整个病程产生较大的改变。这些药物应每日用药，且长期用药对潜在炎症的控制极其重要，有些患儿用药时间长达数年。最常用的预防药物为吸入型糖皮质激素，对于大多数患儿来说，目前首选该药。正常剂量的吸入型糖皮质激素安全有效，这些药物在过去的50余年中已经用于治疗百万之多的哮喘患儿，目前仍无相关不良反应的报道。其他预防用药还有白三烯受体调节剂及长效β受体激动剂等。白三烯受体调节剂（LTRA）可口服用药，但效果不如吸入型糖皮质激素。长效β受体激动剂（LABA）作为辅助用药只能与吸入型糖皮质激素合用，在严重哮喘的大年龄患儿中的疗效尚可。但由于缺乏用药安全的研究证据，故目前长效β受体激动剂不能用于5岁以下儿童。

哮喘预防药物

药物分类	给药方式	常见药物举例
吸入型糖皮质激素	吸入	倍氯米松（必可酮） 二丙酸倍氯米松 布地奈德（普米克令舒、英福美） 丙酸氟替卡松（辅舒酮） 环索奈德
白三烯受体调节剂（LTRA）	口服	孟鲁司特（顺尔宁）
长效 β 受体激动剂（LABA）	吸入	沙美特罗（舒利迭 = 沙美特罗 + 丙酸氟替卡松） 福莫特罗（信必可 = 福莫特罗 + 布地奈德）

（三）哮喘急性发作的治疗

通常，支气管哮喘的急性症状可通过缓解药物治疗，尤其是短效 β 受体激动剂，如沙丁胺醇（万托林）。但哮喘症状严重时，单纯 β 受体激动剂无法缓解，部分患儿可能需要紧急送医。

严重的哮喘发作通常发生在以下情况：

· 未经确诊的儿童，如初次发作。

· 下呼吸道病毒感染的低年龄儿童，如呼吸道合胞病毒感染。

· 未遵医嘱进行维持治疗的哮喘儿童等。

急性支气管哮喘的症状包括呼吸急促、咳嗽、喘息或胸闷，这些症状可能同时出现，症状进展速度不确定，几分钟、几小时甚至数天都有可能。有时候，患者、家属或甚至是医务人员可能对急性症状严重程度的预判能力不足，导致对病情的严重程度缺乏重视。因此，评估病情严重程度十分重要。患儿及其家庭应该熟悉急性发作的自救流程，并且能够在病情加重前及时处理，让患儿免于紧急送医或住院治疗。

哮喘急性发作时，在医院内的治疗包括氧气治疗、吸入β受体激动剂以及大剂量的糖皮质激素，有时候也需加静脉用茶碱或β受体激动剂。哮喘发作严重时可能导致呼吸功能不全，此时需要插管和机械通气。

（四）吸入用药的管理

大多数患儿都是通过不同的吸入装置将抗哮喘用药直接送到下气道起作用，所以治疗成功与否很大程度上取决于正确选择吸入装置及必要时加用一个合适的储雾罐，而这些也是根据患儿的年龄进行选择的。选择合适的装置、同时教会患儿及其亲属如何正确使用也十分关键，要让他们复述使用的步骤以保证其确实掌握要领。当然，不断优化气道内用药也十分重要。现在，许多更加智能的储雾罐正在研究阶段，如以电子方式监测患儿依从性及吸入流量。相信在不久的将来这些工具会投入临床，帮助我们更好地改善治疗的依从性。

如何选择吸入装置及储雾罐

1. 4岁以下儿童：定量压力气雾剂加储雾罐及面罩。

2. 4～6岁儿童：定量压力气雾剂加储雾罐及口含器。

3. 6岁以上儿童：定量压力气雾剂加储雾罐及口含器，或者使用干粉吸入剂（如准纳器或都保）。

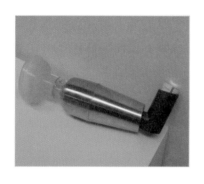

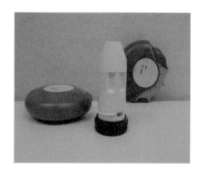

气雾剂、储雾罐和面罩。　　　　　　　干粉吸入装置。

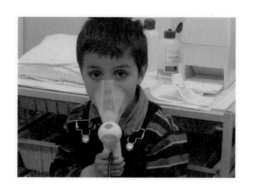

喷雾器——哮喘急性发作的治疗。

（五）哮喘治疗的监测

哮喘治疗过程的监测十分重要，目的如下：

·儿童哮喘处于动态变化，可能自行好转或加重，因此需要评估哮喘的演变及严重程度。

·评估患儿的生活质量，如睡觉、运动情况等。

·肺发育情况，常通过肺功能检查评估。

·评估患儿的生长发育情况。

·调整治疗方案。

·检查吸入方法是否正确以及依从性如何。

因此，所有正在接受维持治疗的哮喘患儿都应该规律随访，而重症哮喘患儿则需要由儿科医生或儿童过敏专科医生或肺科医生提供专门的医疗服务。哮喘用药应该尽可能简单，每天 1 次或 2 次给药最好，大年龄儿童可以使用都保和其他呼吸激活装置，这样不仅提高了给药效率也增强了患儿的依从性。另外，规律地评估肺功能，特别是肺发育情况，是调整治疗的一个重要参考指标。建议每年重复过敏原检测以评估患儿是否已经耐受原有的过敏原。

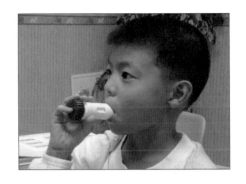

使用都保吸入剂治疗哮喘。

七、哮喘的预后

儿童哮喘是一个动态变化的疾病，许多孩子最终会自然缓解。

病毒诱发的且没有潜在过敏的小年龄哮喘患儿通常在 5 岁以后倾向于自然缓解。过敏性哮喘的患儿症状会一直持续至青春期。到了青春期，有 50% 的患儿可能自然缓解，但是这些人中有部分会在成年初期复发并可能持续数年。

一项来自荷兰及澳大利亚的长期随访研究显示，大约有 50% 的过敏性哮喘患儿在进入成年期后仍会出现症状。

哮喘不良预后的相关因素如下：

- 肺功能不良，如永久性的气管阻塞或肺发育受损。
- 严重的气道高反应性（组胺或甲胆碱激发试验阳性）。
- 女性。
- 吸烟。

· 早发型支气管哮喘。

· 过敏，尤其是尘螨过敏。

小结：

接受特异性免疫治疗，如皮下免疫治疗或舌下免疫治疗的哮喘患儿远期预后有很大改善，因为免疫治疗有非常关键的延滞作用，帮助患儿达到自然缓解。同时，通过运动提升肺功能对哮喘预后有积极作用，但这方面的研究仍然比较欠缺。

第五章 过敏性鼻炎：鼻塞、眼痒，还有更多……

　　过敏性鼻炎是儿童最常见的过敏性疾病，累及鼻窦时则称之为鼻–鼻窦炎；眼部过敏称为过敏性结膜炎；鼻和眼部同时发生过敏，称之为过敏性鼻–结膜炎。中国儿童过敏性鼻炎患病率已达15.79%，且逐年升高；新加坡也呈现同样态势。在很多西方国家，年长儿过敏性鼻炎的患病率达30%以上。大多数过敏性鼻炎患者潜在的病因是尘螨过敏，尘螨过敏也是病情迁延的原因。

　　年幼儿鼻塞、流涕等症状十分普遍，以托儿所儿童尤为显著，但是通常不是过敏而是病毒感染，入托后的集体生活使得孩子间容易发生交叉感染。

　　学龄前或学龄期儿童一年内4～6次感冒非常常见。但是，许多人认为儿童慢性的鼻塞、流涕很常见因而不重视，殊不知过敏性鼻炎不规范诊治很可能带来严重的并发症。

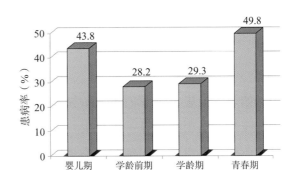

新加坡不同年龄段儿童鼻炎患病率。

一、过敏性鼻炎

（一）主要症状及危害

过敏性鼻炎的主要症状包括鼻塞、流涕、鼻痒和打喷嚏，这些症状都是非特异性的，感染（如感冒、流感）或鼻子受到刺激物（如烟草或香水）刺激时也会出现类似的症状。

过敏性鼻炎患儿鼻痒和打喷嚏症状特异性相对更强，这些症状多发于凌晨或刚睡醒的时候，与潜在的尘螨过敏有关。由于鼻痒可表现出典型的"过敏性敬礼征"，患儿鼻子上可出现一条水平线。过敏性鼻炎的另一个体征是眼下缘皮肤着色加深，即所谓的"黑眼圈"，这是由于鼻旁窦静脉充血所致，同时提示存在鼻窦炎。

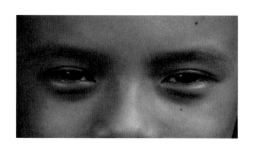
过敏性鼻炎患者的黑眼圈。

过敏性鼻炎患儿临床检查可能完全正常，但也可表现以下体征：

· 过敏性黑眼圈（眼下缘皮肤着色加深）。

· 因过敏性敬礼征致鼻梁上出现水平线。

· 鼻黏膜肿胀、潮湿且灰白。

· 如有鼻后滴流，则在咽后壁可见黏液，并导致所谓的"喉性咳嗽"。

如果鼻炎患者鼻腔内有大量黏液，进而出现鼻后滴流及喉性咳嗽时应考虑是否存在鼻−鼻窦炎，还应注意区分是慢性还是急性发作。急性鼻−鼻窦炎因细菌感染鼻窦，可有头痛和发热症状，发病机制与中耳炎相似。

鼻炎的危害经常被低估，儿童及家长习以为常，所以不寻求治疗。然而，过敏性鼻炎对儿童产生相当不良的影响，包括睡眠受损

（如阻塞性睡眠呼吸暂停综合征）、缺课、认知能力降低、学习成绩落后以及行为心理问题。另一个方面，如果过敏性鼻炎没有及时诊断和合理治疗，将增加严重合并症的风险，如支气管哮喘。调查显示，合理治疗过敏性

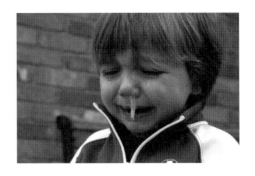

长期流鼻涕常常没有引起家长足够的重视。

鼻炎能预防哮喘的进展，并且过敏性鼻炎与上气道疾病也存在明显的相关性，如慢性鼻－鼻窦炎、鼻息肉、反复咽喉感染（咽炎）、腺样体肥大、咽鼓管功能异常、分泌性中耳炎或喉炎，这些疾病更加说明规范合理地控制鼻炎十分重要。

063

1. 治疗儿童的过敏性鼻炎十分重要，目的在于避免许多并发症。

2. 鼻塞不可能是正常现象。

过敏性鼻炎的并发症

医学性并发症

·感染（中耳炎，鼻窦炎）

·腺样体肥大

·哮喘

非医学并发症

·睡眠不佳，学习成绩落后

·心理问题，被孤立

鼻炎患者鼻腔黏膜存在慢性炎症导致鼻腔充血并阻塞，导致呼吸不畅，影响夜间睡眠。严重的鼻炎患者入睡困难，夜间睡眠时间大大缩短，白天困倦比轻症患者更加明显。鼻塞与睡眠呼吸异常、鼾症、睡眠呼吸暂停之间存在相关性，过敏性鼻炎患者因鼻塞出现中、重度睡眠呼吸异常的风险是不伴有鼻塞患者的1.8倍。多导睡眠监测发现，过敏性鼻炎伴鼻塞的患者较无鼻塞的患者睡眠过程中出现阻塞性呼吸暂停的频次更多、时间更长，他们中有近1/3出现鼾症。过敏性鼻炎患者出现睡眠微觉醒的次数是健康对照组的10倍，睡眠微觉醒使得睡眠零碎而导致日间困乏。

（二）诊断

过敏性鼻炎、鼻－结膜炎、鼻－鼻窦炎的诊断需要通过病史、临床检查，以及皮肤点刺试验或血清特异性IgE测定来确定过敏的存在。大多数患儿若有过敏性鼻炎的症状，加上过敏原检测阳性，基本上不再需要其他检测即可确诊。除了典型症状，过敏患儿通常会主诉过敏期间出现认知减弱、思维缓慢、记忆力衰退，以及难以保持注意力集中。同时，过敏性鼻炎患儿也可伴发白天困倦、身体及心理疲惫、活动减少等，这可能也与睡眠困扰有关。过敏性鼻炎对情绪也有显著的影响，有三分之一的患者感到易激惹、沮丧和紧

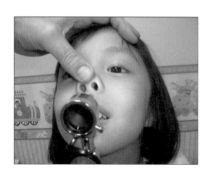

鼻炎患儿的临床检查包括所谓的前鼻镜检查，就是通常说的"看一下鼻子"，通过检查可能做出鼻炎诊断。鼻炎患者的鼻黏膜肿胀、潮湿以及发炎（暗红色），如果是持续性过敏引起的鼻炎则黏膜会变得苍灰，有时候还可见到来自鼻窦的脓液。检查喉部时若见到鼻后滴流，则提示存在鼻窦问题。

张，且自尊心受到打击。因为许多青少年对于他们的鼻炎症状感到尴尬，因而限制了他们与同龄人的交往。

少数病例可能出现持续性或严重的鼻－鼻窦炎，此时应考虑鼻窦影像学检查，比如 X 线摄片或 CT 平扫，对于严重的结膜炎，如角膜结膜炎，建议进行全面的眼科评估，包括对结膜炎的严重程度及累及范围进行评估，并且检查对眼睛的影响。

鼻窦炎的 CT 影像：诊断鼻窦炎 CT 扫描比 X 线摄片更有优势。但是，大多数患儿根据临床表现等即可确诊，并不是所有孩子都需要鼻窦的影像学证据。

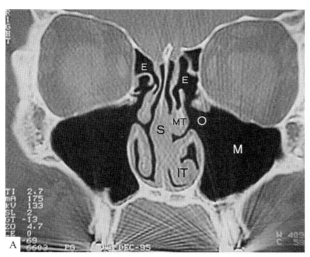

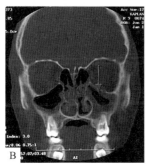
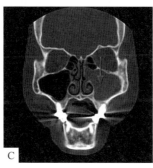

A. 正常鼻窦 CT 影像；

B. 慢性鼻窦炎：黏膜增厚（箭头所示）；

C. 急性鼻窦炎：鼻窦腔内充满脓液（箭头所示）。

（三）治疗

鼻炎治疗三部曲如下：

1. 回避过敏原和刺激物

需要特别注意的是，晚上休息的时候避免接触尘螨过敏原十分关键，建议"室外枕头"，即白天把枕头放在室外以减少尘螨的载量。

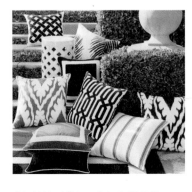

"室外枕头"可减少尘螨的载量。

2. 清洁鼻腔

教孩子如何使用盐水（建议生理海盐水）冲洗鼻腔，尽可能地保持鼻腔清洁，这是治疗鼻炎很重要的一步，尤其在鼻腔用药前清洁十分关键，否则药物会粘在鼻腔残留物上，无法直接作用于鼻黏膜上，药效大打折扣。另外，鼻腔中的黏液会增加细菌感染的风险，鼻黏液中的炎症细胞及炎症介质会使鼻腔炎症持续。

一位有经验的护士通过游戏的方式教患儿如何擤鼻涕，游戏叫"鼻吹青蛙入池塘"。

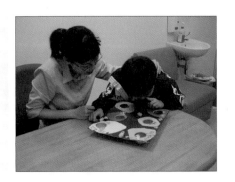

3. 药物治疗

鼻炎的治疗药物主要有两类：抗组胺药和鼻喷激素。前者有片剂或糖浆剂，甚至有些可以鼻内用药；鼻喷激素则直接作用于鼻内。这两种药对鼻炎的控制效果都非常好，并且安全性高，幼儿也可使用。

鼻炎症状控制后可减少白天困倦、疲劳，改善夜间睡眠，使用新一代的抗组胺药镇静的不良反应小，能很好地改善鼻炎患儿的学习能力并且减少课堂缺勤率。

1）抗组胺药

组胺是过敏性鼻炎发作时释放的主要介质，过敏性鼻炎的许多症状是由组胺引起。抗组胺药通过竞争性地结合细胞膜表面的组胺受体，使得细胞活化受阻从而避免过敏症状的发生。

抗组胺药有助于缓解鼻痒、喷嚏、流鼻涕，部分新一代的抗组胺药可改善鼻塞症状。但是，抗组胺药对哮喘或特应性皮炎的疗效甚微甚至没有作用。过敏性鼻炎患者应尽可能在过敏发作前或是接触过敏原前服用抗组胺药。对于尘螨过敏，抗组胺药应该在晚上服用，因为夜间尘螨的暴露机会及暴露量最多；对于花粉过敏则建议早晨服药。

抗组胺药有长效和短效之分，剂型上有片剂或糖浆型，另外也有鼻吸入用药的或滴眼用。

（1）抗组胺药鼻喷雾剂。氮卓斯汀和左卡巴斯汀等抗组胺药已有鼻喷雾剂型，儿童用药安全性良好，可缓解鼻塞及过敏症状。两者相比，氮卓斯汀能更有效地缓解部分儿童的相关症状。其共同缺点是味苦、引起困倦、价格昂贵，且效果比鼻喷激素差。

（2）抗组胺及减充血药复合剂：与单用抗组胺药比较无明显优势，这种药应避免用于儿童。

（3）抗组胺药的不良反应。抗组胺药通常分为第一代和第二代，第一代抗组胺药包括苯海拉明、羟甲基胺、氯马汀、扑尔敏、溴苯那敏、酮替芬和异丙嗪，有嗜睡等不良反应。特别需要注意的是，这些抗组胺药用药年龄不得低于 2 岁，因为在少数病例中它们可能会导致致命性的呼吸问题。

一般认为，疲劳和情绪紧张是过敏性疾病本身对躯体的影响或是抗过敏药的不良反应。过敏性鼻炎会引起较强的嗜睡感，困倦与鼻炎的严重程度有关。同时，早期治疗过敏性鼻炎的药物有镇静作用，超过 55% 的患者会出现该不良反应。在儿童中，第一代抗组胺药的镇静作用会影响患儿的课堂表现、认知能力及学习效率。第一代抗组胺药的不良反应还包括嗜睡、警觉性下降或焦躁不安和失眠。因此，尽管第一代抗组胺药对症效果显著，目前也不用于过敏性鼻炎的治疗。

第一代抗组胺药的不良反应如下：
- 嗜睡及思考力下降。
- 口唇干燥。
- 头晕。
- 失眠或噩梦。
- 喉咙痛。
- 心动过速和胸闷（不常见，并需要上报）。
- 前列腺肥大的男性患者可能出现排便困难。

新型二代抗组胺药用药后出现困倦的不良反应较第一代抗组胺药明显降低，因此它们有时被称为非镇静类抗组胺药。常用的第二代抗组胺药有：氯雷他定、地氯雷他定、西替利嗪、左西替利嗪和非索非那定。

第二代抗组胺药的不良反应如下：
- 头痛、口唇干燥及鼻腔干燥，这些症状常常短期存在，治疗期间逐渐好转。
- 2%～4% 的儿童会感到困倦。
- 罕见不良反应还有心动过速和胸闷，如有上述不适须及时告知医生。
- 氯雷他定和西替利嗪的缓释片中包含的额外成分可能导致其他症状，如焦躁、坐立不安以及失眠。

年幼儿过敏性鼻炎的治疗应首选在该年龄组已有大量有效性及安全性数据的第二代抗组胺药。

2）鼻用糖皮质激素

鼻用糖皮质激素在儿童过敏性鼻炎治疗中的有效性及安全性良好，即使年幼儿用药也是安全有效的。但是年幼儿抗拒鼻内喷剂，很大程度上会影响鼻内喷剂的用药依从性。

低年龄儿童对鼻内用药接受度较差，每次用药过程更像是一场"斗争"，这也导致了用药依从性不容乐观。

已有大量关于丙酸倍氯米松、布地奈德、氟替卡松等鼻喷激素在儿童用药中的研究，目前还没有严重不良反应的报道。鼻喷激素能控制炎症的发展，因此对于慢性的鼻炎症状有较好的疗效，而抗组胺药更多地用于缓解鼻炎急性发作。

针对严重的过敏性鼻炎可以联用抗组胺药和鼻喷激素，同时回避过敏原和适当地鼻腔清洗，综合这几个措施绝大部分鼻炎能得到有效控制。

如果接受上述综合治疗后症状仍持续，则应考虑添加其他治疗。

3）孟鲁司特

在少数的儿童鼻炎研究中，孟鲁司特也有轻度至中度的治疗效果。对于抗组胺药和鼻喷激素联用治疗后症状仍没能有效控制的患儿，可以将孟鲁司特作为"辅助治疗"。孟鲁司特不是过敏性鼻炎的一线治疗，它的疗效比抗组胺药差，且价格更为昂贵。

4. 免疫治疗

免疫治疗（详见第十二章）是一种古老的治疗手段，通过让患儿接触特定的过敏原，并通过标准化的方案逐渐增加暴露剂量使患儿对该过敏原敏感性下降，达到脱敏。在早些时候，免疫治疗是经过皮下注射进行的，它不仅疼痛，还会有潜在的不良反应。舌下免疫治疗的兴起让这一疗法再次接受检验。舌下免疫治疗通过舌下给药方式，儿童易于接受，可以在家进行，且通常没有明显的不良反应。

舌下免疫治疗对过敏性鼻炎或过敏性鼻－结膜炎的效果尤为突出，特别是对那些花粉过敏、尘螨过敏的儿童。而对于哮喘和特应性皮炎，舌下免疫治疗却没有那么有效。舌下免疫治疗的不足之处是费用高和疗程长，若想达到长期效应，其疗程至少应持续 3 年，有的孩子甚至需要 5 年。舌下免疫治疗的好处在于能够减轻过敏症状，且停药后效果也会持续数年。

二、过敏性鼻－鼻窦炎

过敏性鼻－鼻窦炎的治疗与过敏性鼻炎的治疗相似，包括回避过敏原、使用抗组胺药和鼻喷激素。但是，过敏性鼻－鼻窦炎的治疗应更加严格，重点是将分泌物清除以防急性细菌感染等并发症（如洗鼻）。应该教会患儿如何清洗鼻腔。如果有鼻后滴流出现典型的喉性咳嗽及清喉动作，可用止咳糖浆改善患儿睡眠。但是，止咳糖浆可能抑制小婴儿的正常呼吸，并与婴儿猝死综合征有关（sudden infant death syndrome，SIDS）。对于合并哮喘的患儿，止咳糖浆可能掩盖了哮喘症状，从而加重哮喘。

婴儿及哮喘患儿严禁服用止咳糖浆。

少数慢性鼻窦炎的患者伴有脓鼻涕及鼻后滴流，此时应使用短期生理盐水或抗胆碱药等减少分泌的药物进行雾化治疗。

三、过敏性鼻 - 结膜炎

过敏性鼻 - 结膜炎有鼻炎和结膜炎典型的过敏临床表现，常见的过敏原有尘螨、宠物或花粉。结膜炎可表现为频繁眨眼、眼痒、流泪。少数情况下，结膜炎会非常严重地影响角膜，出现角膜 - 结膜炎。鼻 - 结膜炎应及时诊治，以免出现角膜炎、角膜穿孔、角膜透亮度下降、白内障等并发症。

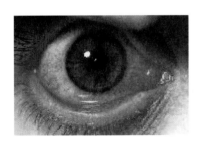

过敏性结膜炎症状：眼睛红、肿、痒、流眼泪，揉擦眼睛还可能继发感染。

过敏性鼻 - 结膜炎一开始就应持续治疗，以防发生影响双眼的并发症。标准的治疗方法包括抗组胺药及含有糖皮质激素或色甘酸钠的眼药水。色甘酸钠是一种温和的抗过敏药，通过稳定肥大细胞膜阻止过敏反应介质释放，长期使用安全性良好。

若过敏性鼻 - 结膜炎病情严重已影响眼睛功能，如角膜结膜炎，则需要完善眼科检查，进一步的治疗包括采用局部免疫调节剂（如环孢霉素）以及免疫治疗。

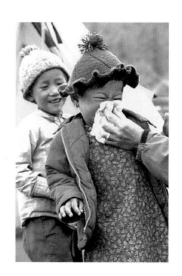

保持鼻腔干净是鼻炎治疗的关键，这不仅降低了经鼻感染的发生率，也能使鼻内用药更好地作用于鼻黏膜，提高药效。相反，若将鼻涕吸进去则会使得鼻窦感染的风险增加。

小结：

上气道及眼部过敏十分常见，会引发严重的症状，也可能导致严重的并发症。因此，每一位患有上气道和（或）眼部过敏的儿童都应该得到最佳的治疗。合理的治疗能较好地避免并发症以及大大提升患儿的生命质量，包括学习成绩和睡眠质量。

第六章 皮肤干燥、瘙痒、红斑——湿疹和特应性皮炎

湿疹是一种慢性、瘙痒性、炎症性皮肤疾病，表现为皮肤干燥、有红色皮疹，渗出、脱屑、结痂、苔藓样斑块，伴有剧烈瘙痒。现在认为湿疹是一组慢性皮肤疾病的集合，其中特应性皮炎是儿童最常见的类型。与过敏相关的湿疹称为特应性皮炎。单独使用"湿疹"一词时，通常指特应性皮炎（特应性湿疹）。若没有过敏因素存在，则称为内在性湿疹。儿童常见的皮炎/湿疹类型还包括脂溢性皮炎和接触性皮炎，此二者下文都将展开描述。

特应性皮炎在婴儿期发病率最高，大多数在儿童期慢慢缓解。过去的30年里，世界范围内的特应性皮炎发生率不断上升，但在近几年逐渐趋于平稳。大多数特应性皮炎于婴儿期起病，但也不乏部分人起病年龄更大，甚至成年后才出现。在新加坡，2岁以下儿童中超过20%的人群受特应性皮炎的困扰，大年龄儿童特应性皮炎的患病率为10%～15%。多数情况下，皮炎症状会随年龄增大而逐渐好转，但是也有部分患儿症状会持续多年，直到青春期。特应性皮炎的剧烈瘙痒影响患儿的生命质量，造成儿童睡眠障碍和学习困难。

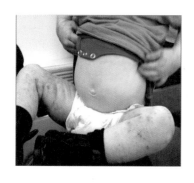

湿疹最令人困扰的症状是持续性瘙痒，患儿的日常活动、在校表现、情绪以及睡眠质量受到影响。

特应性皮炎是一个令人烦恼的疾病，主要是它对患者自尊心有影响，尤其当皮损长在脸上的时候，患儿往往会自我孤立，从而导致心理和社会问题。

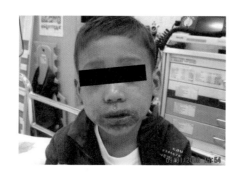

口周严重的湿疹导致患儿社交上自我孤立。

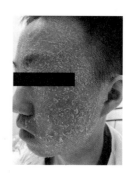

感染性湿疹发作后出现的皮肤严重脱皮。

一、特应性皮炎的临床表现

特应性皮炎的临床表现差别很大，具体取决于患者的年龄和疾病活动度。

急性湿疹的特征为强烈瘙痒的红斑状丘疹和水疱，伴渗出和结痂；而亚急性或慢性皮损表现为干燥、鳞屑或表皮剥脱性红斑状丘疹。随着时间的推移，可能出现长期抓挠导致的皮肤增厚（苔藓样变）及皮肤裂隙。对于许多患者，不同阶段的病变可能同时存在。

特应性皮炎可有多种特应性特征，包括面部中央苍白、皮肤划痕症、毛周角化、掌纹增多、白色糠疹、眶周黑晕和 Dennie-Morgan

眶下褶、眉毛外侧部分稀疏或消失（Hertoghe 征）、耳下和耳后裂隙，以及乳头湿疹。虽然这些表现被视为次要诊断标准，但其较为常见，在某些患者中可支持特应性皮炎的诊断。因此，特应性皮炎的诊断是基于对患儿的体格检查。

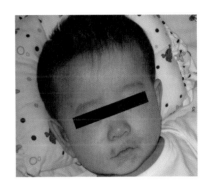

　　8 月龄婴儿口周有轻度湿疹。这种类型的湿疹往往不是过敏因素引起的，而是因为宝宝皮肤对自己的口水高度敏感所致。通常温和的治疗（比如润肤）就能控制皮损，大多数的婴儿最终会自行好转。

　　除了皮肤干燥，婴儿在刚出生的时候一般不会有其他特应性皮炎症状，最初症状通常出现在 3 月龄之前，80% 的患儿皮损出现在 1 岁以前，90% 的患儿出现在 5 岁之前。湿疹患儿出现过敏反应的原因在于湿疹本身。换句话说，就是先有湿疹，后有过敏。最近的

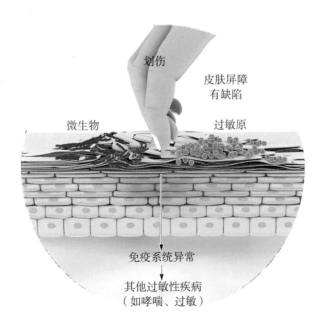

食物和吸入性过敏原经皮致敏如今被认为是儿童特应性皮炎的发病机制之一。其他的诱发因素还包括搔抓和微生物，如金黄色葡萄球菌。

研究表明，机体对吸入性过敏原和食物过敏原致敏的途径都是通过皮肤，也称为"经皮致敏"。

（一）不同年龄段特应性皮炎的临床表现

1. 婴儿期

特应性皮炎在婴儿期最常累及脸部、头皮、颈部、躯干及四肢，尤其是膝盖前部和肘后方，尿布包裹的区域通常不会受累。婴儿脸颊部皮疹常常表现为皮肤干燥、发红、鳞屑和结痂性皮损。急性皮损可包括水疱，严重者可出现浆液性渗出和结痂，搔抓之后可能导致反复感染。

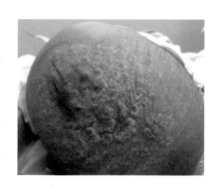

严重的头皮乳痂也可以是特应性皮炎的表现之一，而这种湿疹主要是脂溢性湿疹，也可能是特应性湿疹。

严重的头皮乳痂也可以是特应性皮炎的表现之一，这种类型的湿疹发生在出生后2周至2月龄的婴儿，皮疹表现为躯干（背部）和头皮出现干燥粗糙的红色皮疹。皮损色红质脆，在头皮和前额时可表现为类黄色的粗糙硬皮，也称为"乳痂"。有时候脂溢性湿疹与特应性皮炎很难区分，但是这种类型的湿疹预后较好，大部分婴儿经局部治疗后会很快恢复。

2. 儿童期

大年龄儿童的湿疹症状可能是婴儿期症状的延续，也可能是第一次出现。皮疹主要分布在大腿和手臂背侧、颈部以及四肢屈侧，特别是肘窝和腘窝、手腕的掌侧、脚踝及颈部，又称为皱襞湿疹。皮疹部位皮肤干燥，但是皮疹有不同的进展阶段，急性期表现为渗出性皮疹，亚急性期表现为发红、干燥，慢性皮疹则表现为皮肤增厚，如苔藓样硬化。苔藓样硬化发生于皮疹消失之后，摩擦及搔抓可导致感染。

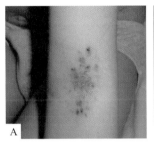 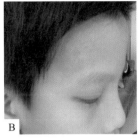

A. 一名对尘螨过敏的 5 岁男孩肘关节内侧出现湿疹；

B. 一名对尘螨极度过敏的 8 岁男孩前额出现湿疹。

A. 腿部的严重湿疹伴苔藓样硬化；

B. 成人严重的慢性感染性湿疹，皮损部位有色素沉着。

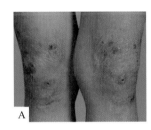 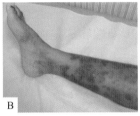

3. 青少年期

特应性皮炎通常随年龄增长而逐渐好转，青少年和成人的皮损部位通常较小，多出现在身体弯曲部位，比如颈部、腘窝及肘窝区域。同时，脸部、手腕、前臂也可出现皮疹，腹股沟区域极少有累及。患处皮肤多数极为干燥且肥厚，手脚纹路加深，并伴有持续的痒感。

总的来说，特应性皮炎的诊断并不难，但部分病例缺乏典型症状。在全球范围内，许多临床医生熟知并广泛运用 Hanifin&Rajka 标准帮助临床诊断。另外，皮疹的严重程度可通过 SCORAD 评分进行评估。在患儿的随访及临床研究中，该评分对湿疹严重程度的标准化评估有着重要意义。特应性皮炎的临床过程特点之一在于它的可变性和不可预测性。随着儿童年龄的增长，湿疹的无症状间歇期逐渐延长。据估计，95% 的轻症病例症状会在 20 岁以前消失，60% 的重症病例症状会持续到 20 岁以后。

（二）特应性皮炎的 4 个主要特征

- 瘙痒。
- 典型的皮损。
- 慢性或反复的皮炎。
- 个人或家族的过敏史。

二、特应性皮炎的并发症

严重的或未经治疗的特应性皮炎可能出现严重的并发症，如皮肤感染（尤其金黄色葡萄球菌感染）、寻常疣、传染性软疣、眼部感染、接触性皮炎、皮肤瘢痕以及睡眠困扰导致的学习障碍。其中传染性软疣是由于病毒感染引起的，而接触性皮炎是使用多种霜剂后引起的另一种超敏反应性皮炎。一旦出现并发症将对患儿的生命质量产生一定影响。

患儿白天晚上都会搔抓皮损部位，致使皮肤连续性受损，所以特应性皮炎的皮损通常是开放性皮损。皮损部位以及皮损之间的正常皮肤都很容易被细菌感染并定植。几乎所有特应性皮炎儿童年幼时就有过皮肤感染，最常见的病原菌是金黄色葡萄球菌。金黄色葡萄球菌极易在湿疹的皮损处定植，通常并不引起感染症状。有时候细菌感染皮损部位后形成脓肿，严重感染时甚至能引起发热。

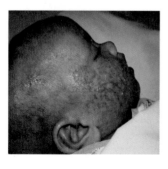

婴儿脸部有感染性湿疹。

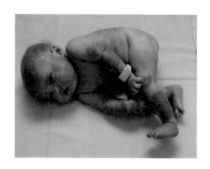

婴儿湿疹伴严重感染。

金黄色葡萄球菌定植在皮损部位即使没有感染征象，也会导致特应性皮炎持续和加重。细菌蛋白本身能作为过敏原，使皮下细胞活化并产生炎症，从而导致湿疹迁延。一旦皮肤感染了金黄色葡萄球菌，治疗就会变得更加困难，外用糖皮质激素抗炎的疗效受到影响，湿疹部位也将持续增大。

金黄色葡萄球菌导致湿疹加重的机制还包括：

· 诱导针对细菌的特异性 IgE。

· 细菌分泌蛋白酶破坏皮肤屏障。

因此，特应性皮炎的治疗关键之一在于尽可能减少细菌感染。

除细菌感染外，多种病毒也可能导致湿疹患儿皮肤感染，其中疱疹性湿疹是最严重的并发症之一。疱疹性湿疹是湿疹合并疱疹病毒感染，致病原为单纯疱疹病毒 -1（HSV-1）和单纯疱疹病毒 -2（HSV-2）。疱疹性湿疹会导致严重的全身感染，累及多个器官，如眼、脑、肺、肝脏等，严重时可能威胁生命。因此，一旦发生该病，需要使用包括阿昔洛韦和伐昔洛韦在内的全身抗病毒药物治疗。

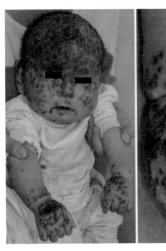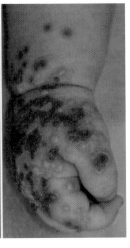

疱疹性湿疹会导致严重的全身感染，累及多个器官。

特应性皮炎患儿也可能发生其他病毒感染，从而导致疣和传染性软疣。传染性软疣也是由病毒引起的另一种疣的类型，病情严重者需要外科治疗。

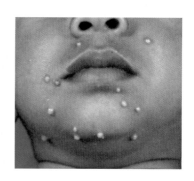

传染性软疣是特应性皮炎常见的并发症，本例患儿是由一种特别的疣目病毒感染所致。

三、特应性皮炎患儿的心理问题

对于特应性皮炎的患儿来说，瘙痒是最令人困扰的症状，影响睡眠，分散他们课堂上的注意力，同时也会影响整个家庭。

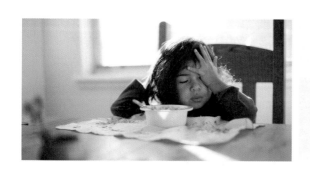

一个疲惫的孩子，湿疹导致其睡眠质量差，白天疲劳，学习成绩落后。

症状严重时，湿疹给患儿及父母带来巨大的心理负担。研究显示，家庭中若有一名湿疹患儿，生活质量会比健康家庭低。父母们不仅增添了额外的护理负担还要承受心理上的压力，包括负罪感、疲惫感、挫败感、怨恨和无助感。患儿的行为问题也十分突出，比如依赖性强、胆小畏惧和睡眠困难，进一步导致学习成绩下降、孤立及情绪低落。

四、特应性皮炎是过敏性疾病吗

许多特应性皮炎的儿童会逐渐出现其他过敏性疾病，比如哮喘、鼻炎或食物过敏。通常呼吸道症状出现在皮肤症状之后，有 30% ～ 50% 的患儿会出现哮喘，而湿疹症状严重者出现哮喘的比例更高，达 60% ～ 80%。从特应性皮炎转变为哮喘和（或）鼻炎的过程又称为"过敏进程"。至于从特应性皮炎进展到哮喘或鼻炎的机制目前还不清楚。

以食物过敏为代表的过敏反应在特应性皮炎的发生和发展过程中的确切作用仍有许多争论。但是，已有研究证实了包括食物等过敏原经皮致敏，这一观点已被广泛认同。

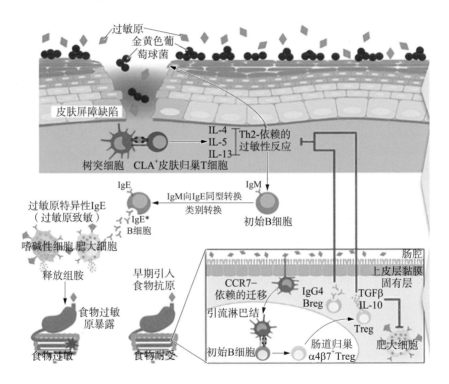

特应性皮炎的发病机制：食物过敏原经皮致敏促成食物过敏。

目前我们所知道的：

（1）特应性皮炎的致敏途径主要是通过皮肤，其主要原因是特应性皮炎的儿童皮肤屏障有缺陷，就好比皮肤上存在小洞。包括食物过敏原在内的所有过敏原可通过空气传播，并且能够轻易地侵犯有缺陷的皮肤免疫系统，引发过敏反应，进一步造成特应性皮炎加重。

（2）大约80%的特应性皮炎患者血清总IgE水平增高，血清总IgE水平与特应性皮炎的严重程度存在相关性。

（3）大多数中到重度特应性皮炎患儿可发现吸入性过敏原或食物性过敏原皮肤点刺阳性或特异性IgE检测阳性，以及尘螨、鸡蛋、花生、牛奶等过敏原。

（4）大多数患儿有过敏性疾病家族史。

（5）特应性皮炎患儿中有50%～80%还患有哮喘和（或）鼻结膜炎。

对过敏原的皮肤点刺试验呈阳性并不意味着特应性皮炎是由该过敏原引起的。点刺试验或血清特异性IgE检测都可能出现假阳性或假阴性。然而，对于临床过敏原检测（有创检测）阳性的特应性皮炎患者只有约1/4的人皮肤点刺结果和临床相符合。

如需证明特应性皮炎是否与过敏相关，口服食物激发试验是唯一有价值的方法，即让患儿经口食入过敏原，然后观察患儿的反应。口服食物激发试验有严格的技术标准，其中最好的设计就是双盲安慰剂试验。这种类型的试验中，患者和研究者都不知道受试者食用的是安慰剂或是过敏原，旨在消除受试者心理因素的影响。最终，通过试验组与安慰剂组的反应进行对比得出试验结论。

鉴于激发试验过程可能发生严重的过敏反应，因此激发试验应该在医院进行，严禁在家中进行。也正因为其存在风险，所以是否进行激发试验需要在其价值和风险之间认真权衡。

食物过敏对婴儿特应性皮炎的影响更大，原因不明。相比之下，

性荨麻疹。即便如此，这些情况即使在流行地区都很少发生。也曾有报道称，日托中心的儿童发生急性荨麻疹与蓝氏贾第虫鞭毛虫感染有关。

（四）接触性因素

接触性荨麻疹常发生于敏感皮肤的人群，常见的物品包括乳胶、动物（仓鼠噬咬）、食物、植物、水母和毛毛虫，而食物中的某些水果与桦树花粉有交叉反应。同时，化学品、药物以及化妆品也可导致接触性荨麻疹。

乳胶诱发荨麻疹的相关报道日益增多，其中先天性脊柱裂儿童尤为显著。乳胶暴露的途径多种多样，可以通过皮肤、唾液、鼻黏膜、眼结膜，甚至血液直接接触，同时通过气溶胶形式间接接触也不容忽视。皮肤及呼吸道的乳胶暴露可引起严重的全身反应，而口眼鼻黏膜及血液直接接触则大大提高了急性过敏反应综合征的发生风险。

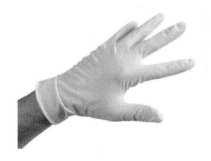

乳胶手套

乳胶手套可引起荨麻疹，尤其是先天性脊椎裂患儿。由于早期反复地与乳胶手套接触，所以更容易对乳胶过敏。

（五）吸入性过敏原

吸入性过敏原能诱发荨麻疹和呼吸道症状。如果一个人对某种过敏原十分敏感，比如花粉或尘螨过敏患者，当他们接触这些特定的过敏原可能诱发荨麻疹。

（六）系统性疾病

许多儿童的系统性疾病可表现为慢性荨麻疹，这些系统性疾病主要包括：① 结缔组织病，如系统性红斑狼疮等；② 内分泌疾病，如甲状腺功能亢进或减退、糖尿病等；③ 恶性疾病，如髓系白血病、非霍奇金淋巴瘤等。

（七）物理性因素

物理性荨麻疹由特定的物理性因素诱发，该类型荨麻疹较为常见，尤其儿童和青年人好发。皮疹多数情况下在接触刺激物后30分钟内出现，且通常仅局限于刺激物接触过的部位。肥大细胞脱颗粒可能是皮疹发生的关键机制，静脉血以及受累部位的组织中可检测到组胺等肥大细胞产生的炎症因子。目前关于物理性刺激物诱发肥大细胞活化的具体机制暂不清楚，但可能与肥大细胞的先天性脱颗粒能力有关。

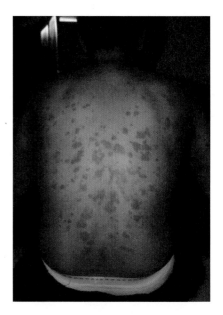

一名青少年运动后出现物理性荨麻疹。

四、病理生理机制

组胺是荨麻疹及血管性水肿最重要的介质，它预存在肥大细胞内。肥大细胞可以被 IgE 介导以及非 IgE 介导的多种机制激活，并产生组胺、类胰蛋白酶、肝素等多种细胞因子。这些细胞因子介导了一系列免疫反应的发生，如 T 淋巴细胞活化增殖和嗜碱性粒细胞应答。

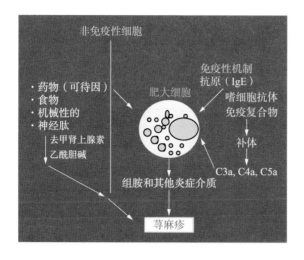

肥大细胞是荨麻疹和血管性水肿中的重要细胞。该细胞的激活使组胺等其他炎症介质释放，从而直接引起荨麻疹和血管性水肿症状的出现。肥大细胞可以通过不同的机制被激活。按照图示，这些发病机制可以划分为免疫性和非免疫性。

五、鉴别诊断

瘙痒是荨麻疹的一个重要的鉴别点。例如，全身性瘙痒可能是某些全身疾病或系统性疾病的临床表现。

血管性水肿需要鉴别的疾病包括蜂窝组织炎（深层皮肤感染）以及心源性、肾源性、肝源性水肿；同时，一些不常见的疾病也应排除。

在评估儿童荨麻疹和（或）血管性水肿时，还应考虑其他几种皮肤疾病，特别是如果皮疹没有明显的瘙痒感，而有疼痛感，那么荨麻疹的诊断很难成立。荨麻疹应该与下列疾病进行鉴别：

（1）蚊虫叮咬（蚊子、蚂蚁等）产生的皮损类似于荨麻疹，但是前者通常局部炎症更加强烈，持续时间更久，并且皮损更见于下肢。

（2）多形性红斑是由感染或药物引起的一种较为少见的皮肤病，皮疹形态不一，早期与荨麻疹类似。但是多形性红斑的皮疹通常持续超过 48 小时，常累及手掌和脚底，并且逐渐进展为水疱或靶形皮损。

（3）过敏性紫癜是一种好发于幼儿的血管炎，紫癜的皮疹也可与荨麻疹相似，但可伴有不同程度的出血，如皮肤瘀点、淤斑、大关节肿胀、腹痛以及肾脏受累等相关症状，更重要的是大多数紫癜皮疹没有明显的瘙痒。

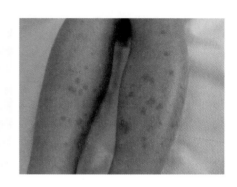

过敏性紫癜是一种系统性血管炎即血管壁的炎症，它可以波及皮肤、关节、小肠、肾脏。

六、治疗

个别患者找到确切的诱因可针对性地规避。除此之外，绝大部分的治疗都是对症治疗。各种类型的荨麻疹首选药都是抗组胺药。部分学者建议让所有慢性荨麻疹患者规避一些特定的药物，如阿司匹林或其他非甾体抗炎药，但这种方法从未被证明对儿童有效。

荨麻疹的治疗取决于症状的严重程度，一些零星的或轻微的荨麻疹往往可自限，无须治疗，或者使用少量的抗组胺药治疗。许多临床试验对比了多种非镇静类抗组胺药的疗效，其中包括氯雷他定、地氯雷他定、非索非那定、西替利嗪、左西替利嗪，结果显示这些药的疗效并没有明显差别，且在儿童中用药安全性良好。但是，对于低年龄儿童这些药物的疗效及安全性还不是特别明确。目前关于低年龄儿童疗效及安全性研究只在少数药物中进行，其中完成最多的还是关于西替利嗪和左西替利嗪的安全性研究。同时，也有少数研究发表了关于酮替芬在婴儿中的应用结果。

对于严重荨麻疹或血管性水肿的治疗类似于急性过敏反应的治疗（如休克）（详见第十二章）。双倍剂量的抗组胺药可能对部分严重患者有效，除了抗组胺药，同时皮下注射肾上腺素也是治疗的关键，糖皮质激素几乎没有必要。对于一些有明确诱因且反复发作的荨麻疹患者，应鼓励他们随身携带肾上腺素（如肾上腺素笔）并熟练掌握注射方法。其他使用过的治疗方法包括免疫球蛋白、抗 IgE 治疗、孟鲁司特以及环孢霉素，但是这些方法在儿童中的研究有限。

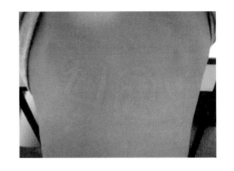

皮肤划痕症荨麻疹可采用避免刺激、
药物治疗、冷敷等方法。

小结：

　　儿童荨麻疹仍然是目前一个棘手的问题，因为大多数患儿的诱因不清楚，慢性荨麻疹尤其如此。

　　绝大部分急性荨麻疹没有必要进行病因诊断性检测，除非是少数严重发作的患者，如发生了致命性的过敏反应。通常，详细的病史采集有助于发现一些潜在的诱因，如食物、药物、病毒感染等。

　　慢性荨麻疹患儿应该进行一些必要的检查，且应尽早排除可能存在的系统性疾病，因为早期发现将很大程度上影响一些系统性疾病的预后。

第八章 食物不良反应

经常有家长来门诊要求为孩子进行食物过敏原检测，问其原因，有的是因为孩子学习成绩不好或睡眠不佳，也有的是因为孩子腹痛。然而，这些情况大多数并不是食物过敏引起的，应该考虑其他原因。但是，有些家长仍然坚持要检测食物过敏，于是催生出一些不科学的检测手段以及过度的饮食限制，最终可能导致孩子营养不良和精神负担。

只有科学诊断食物过敏才能真正帮助到孩子及其家长，避免一些无用的干预措施，比如过度的饮食限制、不必要的检测花费。

一、食物不良反应分类

所有因摄入食物引起的不适反应都可认为是食物的不良反应。食物不良反应分为三类：食物过敏、食物不耐受和厌食或食物恐惧症。食物过敏是指免疫学机制介导的食物不良反应；食物不耐受是指非免疫学机制介导的食物不良反应。

（一）食物不耐受

食物不耐受是最常见的食物不良反应类型，是指机体对食物产生的非免疫介导的反应。目前的研究显示食物不耐受的原因可能包括食物以及机体本身，腹泻、腹痛及呕吐是最常见的症状。

常见食物不耐受的原因

1. 食物毒性成分引起的不耐受。例如，毒性食物可包括一些含大量组胺的物质，如青花鱼等鲭属鱼类，其次是一些被细菌毒素污染的食物，常见细菌有沙门菌毒素、志贺菌以及弯曲菌毒素。

2. 食物药理成分引起的不耐受。例如，酒精、咖啡因、陈年奶酪中的酪胺、食物中的重金属或过量的杀虫剂。

3. 受污染食物引起不耐受。例如，人体食用含未灭活的细菌、真菌、寄生虫或病毒的食物引起不耐受，如被轮状病毒污染的水。

4. 宿主异常体质引起的不耐受。例如，乳糖不耐受患者无法产生足够的乳糖酶，不能很好地消化牛奶中的乳糖，导致腹泻。

（二）厌食症

厌食症是一种心理因素导致的躯体反应，与食物过敏的反应有时有相似之处，需要与之鉴别。家长在喂养过程中，不应该坚持给孩子喂已经引起症状的食物。当然，真正厌食症的孩子在不知情的情况下摄入食物是不会出现不适反应的。

除了上述食物不良反应之外，还有许多其他疾病也可能与食物过敏相混淆。其中最常见的是消化道疾病，如胃部疾病、疝气、肝脏、胆囊、胰腺疾病；另外还有酶缺乏病，又称为代谢性疾病。

（三）食物过敏

食物过敏在低年龄儿童中更常见，患儿摄入少量致敏食物即可发生反应，且这些反应与食物的生理作用毫无关系。食物过敏通常是由 IgE 介导的免疫反应，目前也发现多种类型的非 IgE 介导的免疫机制参与其中，成为混合介导类型。还有部分反应可能单纯由 T 淋巴细胞等免疫细胞介导，这部分反应常常表现为迟发性反应。非 IgE 介导的食物过敏反应机制更为复杂。

二、食物过敏的机制

（一）IgE 介导的食物过敏

该类型的食物过敏反应在之前的章节已充分讲解过（详见第一章），多发生于有遗传倾向的患者，是机体释放过多的食物特异性 IgE 抗体所致。这些特异性抗体与肥大细胞、嗜碱性粒细胞等细胞上的受体结合，释放出包括组胺在内的多种细胞因子，诱发了各种快速过敏症状。同时，活化的肥大细胞能释放出一些额外的免疫介质从而诱发炎症反应，这些免疫介质称为细胞因子或趋化因子。

（二）非 IgE 介导的食物过敏

目前已经发现多种不同的非 IgE 介导的食物过敏类型，但是文献报道的非 IgE 介导的类型在数量上远不及 IgE 介导的食物过敏多，因而这些机制的科学证据相对有限。

普遍认为 60% 的幼儿牛奶过敏属于 IgE 介导的，而其余的 40% 是非 IgE 介导的，但目前对这一结论尚有争议。婴儿在出生后极早期甚至从生后第一天开始摄入牛奶蛋白被认为是导致非 IgE 介导食物过敏的原因之一。因为在生命早期，胃肠道发育不成熟以至于无法消化牛奶，导致胃肠道出现了非 IgE 介导的免疫反应，并且会持续数月。

食物过敏的发生机制

过敏反应	发生机制
IgE 介导的过敏反应	可以引起最严重的食物过敏反应
免疫复合物介导的过敏反应	食物过敏原与 IgG 抗体结合形成的免疫复合物，通过刺激炎症细胞和激活补体系统，从而引起不良反应
细胞介导的过敏反应	淋巴细胞介导的Ⅳ型迟发型过敏反应
其他过敏反应	未明的机制

三、食物过敏的症状与鉴别

（一）IgE 介导的食物过敏

一般来说，IgE 介导的食物过敏最常见的临床表现为进食后短时间内出现症状，严重者可能出现眼部及嘴唇水肿（血管性水肿），极重度食物过敏可合并呼吸道表现，如哮喘发作或呼吸困难，甚至出现低血压性休克或昏迷，若出现上述有致命风险的

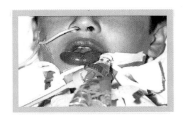

食物过敏引发的血管性水肿严重者需要人工辅助通气。

表现，须紧急就医。过敏反应导致的休克又称为过敏性休克。

1. 发作进程

典型的 IgE 介导食物过敏的发作进程

- 皮肤瘙痒（颈部、躯干）
- 遍布全身的荨麻疹
- 嘴唇及眼部水肿
- 舌头肿胀 - 喉咙瘙痒
- 呼吸困难 - 气喘 + 鼻炎（喷嚏）+ 结膜炎
- 晕倒 - 昏迷 - 过敏性休克

2.临床表现

1）皮肤及呼吸道表现

IgE 介导的食物过敏症状最常累及皮肤，食物过敏原能诱发快速的皮肤症状，主要包括皮疹、瘙痒或者荨麻疹。其中急性荨麻疹及血管性水肿是食物过敏最常见的表现，通常在摄入过敏原后数分钟内出现。食物过敏原也可诱发慢性皮肤症状，如湿疹。

食物过敏引发的呼吸道症状包括：眼结膜瘙痒、流眼泪、鼻塞、打喷嚏、流鼻涕、咳嗽、声音改变、喘息，甚至出现呼吸困难。呼吸道症状通常与皮肤症状同时存在，极少数情况下单独出现。

2）口腔过敏综合征

口咽黏膜接触食物过敏原后出现口周皮疹、口唇水肿，舌、上颚、口腔黏膜瘙痒、麻刺感、烧灼感等症状，称为"口腔过敏综合征"。部分学者认为口腔过敏综合征属于食物过敏的消化道症状，此类患者可表现出速发的症状，初始为轻度口唇、喉咙瘙痒到唇及舌头水肿，进一步喉咙水肿，更严重者出现危及生命的症状，如过敏性休克。常见的诱发食物随不同地区的饮食习惯不同而各异。口腔过敏综合征是特定食物与花粉过敏原交叉反应的结果。对某些特定气传花粉过敏的鼻炎患者更容易发生口腔过敏综合征，这些气传花粉主要包括桦树花粉、艾蒿花粉以及豚草花粉。桦树花粉过敏的患者在进食核果类（桃、杏、梅等）或胡萝卜、芹菜、坚果以及豆科植物后可能出现反应。而豚草花粉过敏的患者可能在接触某些瓜果（西瓜、哈密瓜、蜜露等）以及香蕉后出现反应。由于气传花粉的气象学特征，口腔过敏综合征在亚洲热带地区少见，在欧美地区多见。

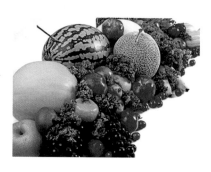

有些人食用瓜果也可引起口腔过敏综合征。

口腔过敏综合征是由于花粉和蔬菜或水果之间存在过敏原交叉反应。此类患者在花粉流行季节，常会出现变应性鼻炎。在食用某些水果或蔬菜后，也会出现荨麻疹和血管性水肿。

3）其他交叉过敏

（1）屋尘螨过敏患者对海鲜过敏。

（2）乳胶过敏患者（如脊柱裂儿童）对蔬菜和水果过敏。

4）消化道表现

IgE 介导食物过敏的消化道表现包括胃肠道速发反应以及过敏性嗜酸性细胞胃肠炎。

（1）胃肠道速发反应：一般表现为恶心、腹痛、肠绞痛、呕吐伴或不伴腹泻，通常伴随其他器官过敏症状。常发生胃肠道速发过敏反应的食物包括牛奶、鸡蛋、花生、大豆、谷类植物和鱼。消化道过敏表现可能与胃肠道感染相似，须注意鉴别。完全回避可疑的食物 2 周以上症状可消失，皮肤点刺阳性可以提示食物过敏，但是最终确诊需要依赖食物激发试验。

（2）嗜酸性细胞胃肠炎：融合了 IgE 和非 IgE 介导的两种类型的食物过敏，其疾病特征是胃肠道黏膜组织大量嗜酸性细胞浸润以及外周血嗜酸性细胞增多。嗜酸性细胞胃肠炎患儿可有反复恶心呕吐、腹痛腹泻、生长缓慢或体重减轻症状。该病的诊断较为困难，通常需要充分的病史采集以及胃肠道组织活检见到大量嗜酸性细胞浸润。病理活检需要多处取样，因为嗜酸性细胞浸润部位多数情况下散在分布。嗜酸性细胞胃肠炎的患儿通常还合并有其他过敏症状，如湿疹以及血 IgE 水平升高，且他们的食物过敏原皮肤点刺结果常常是阳性的。另外，症状严重的患儿可能出现贫血或低蛋白血症。嗜酸性细胞胃肠炎的患儿须回避食物过敏原至少 12 周以上症状才能完全改善。

（3）嗜酸性细胞食管炎：与嗜酸性细胞胃肠炎相关，是食管的慢性过敏性炎症，其症状通常表现为吞咽困难或食物嵌顿感，以及心前区烧灼感和胸痛。本病须着重与其他食管炎症疾病相鉴别，尤其是胃食管反流。食管全段任何部位上皮组织内嗜酸性细胞 >15 个/HPF 即支持诊断。在治疗上，除了回避食物过敏原外，常用口服糖皮质激素控制症状。

（二）非 IgE 介导的食物过敏

相比 IgE 介导的食物过敏，非 IgE 介导的食物过敏文献报道较少。婴儿非 IgE 介导的牛奶蛋白过敏是最常见的食物过敏。所有非 IgE 介导的食物过敏中，最常见的症状如下：

1. 食物诱发的小肠结肠炎综合征 / 肠病

这类疾病患者起病年龄通常在 1 周到 3 月龄之间。典型的临床表现仅局限于胃肠道，包括反复的呕吐和（或）腹泻，症状严重时可导致脱水，通常与牛奶或豆奶所致的非 IgE 介导的过敏有关，6 月龄以上婴儿通常与鸡蛋过敏有关。回避相应的食物过敏原，大部分患儿的症状会在 72 小时内改善或缓解。这类患儿中，过敏原皮肤点刺试验或血清特异性 IgE 结果也呈阴性，因此需要借助口服食物激发试验确诊。该病通常在患儿 18 个月至 2 岁后症状消失。

2. 蛋白质所致的结直肠炎

这种疾病通常发生在新生儿期，多由于机体对牛奶或豆类蛋白高度敏感所致，累及结肠或直肠部位。但患儿通常无明显不适，大便可成形，粪便出现肉眼血便。普遍认为在 6 个月至 2 岁间通过回避相关过敏原症状可完全缓解。

3. 乳糜泻

乳糜泻是一种严重的肠道疾病，肠道无法耐受来自小麦、燕麦、黑麦等植物中的醇溶性麸质蛋白成分，导致肠道微绒毛萎缩以及广泛的肠道黏膜炎症，可导致营养吸收不良和生长受限。麸质蛋白主要存在于食物中，但也可见于某些日用品中，如胶水、药品或某些维生素。由于自身免疫导致肠壁组织破坏，乳糜泻因此也被称为自身免疫性疾病。

乳糜泻属于遗传性疾病，可在家系中好发。手术创伤、怀孕、妊娠、病毒感染或严重焦虑可诱发，常见的临床表现为腹泻或脂肪泻，偶有恶心呕吐、腹部膨隆、腹胀、体重减轻等症状。

乳糜泻的患儿可能没有任何症状，但是没有症状的人仍然有患乳糜泻并发症的风险，包括营养不良。本病的诊断和治疗开始越晚，发生营养不良或其他并发症的可能性越大，可出现贫血、生长迟缓以及体重减轻等营养不良的表现。

乳糜泻须与面粉过敏鉴别（无论 IgE 介导或非 IgE 介导的），同时还要与非乳糜泻的麸质敏感相鉴别，后者多发于成人。

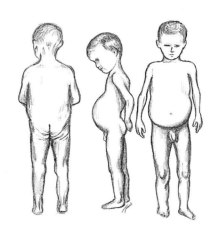

乳糜泻是由于麸质不耐受导致麸质吸收不良。儿童常常表现为慢性腹泻或脂肪泻、腹部膨隆、腹胀、体重减轻、贫血和生长发育迟缓。

非食物过敏引起的症状

食物过敏通常以皮肤、呼吸道及胃肠道症状表现为主，如荨麻疹、湿疹、鼻炎、哮喘、呕吐和腹泻等。

一些其他器官的疾病通常不是由食物过敏引起的（如肾脏、心脏、颅脑等），尤其是神经系统疾病或心理疾病等。食物过敏一般不会导致神经系统疾病、精神疾病或心理疾病。除此之外，包括睡眠障碍、学习问题、好动、孤独和偏头痛等也不是食物过敏引起的。但是，家长往往会认为他们孩子的疾病就是由于过敏引起的。

四、常见致敏食物和食物过敏的地域特点

（一）常见致敏食物

大多数食物过敏反应是由有限的几种食物引起的，且大部分有一定的年龄特征及不同的地域分布。幼儿常见的食物过敏原是牛奶、鸡蛋、花生、大豆以及面粉，其中花生的发生率正逐步增高。而较年长的儿童常对海鲜、花生、鱼类以及水果或蔬菜过敏，如口腔过敏综合征。具体的食物过敏原介绍详见第三章。

（二）食物过敏的地域特点

近20年来，在发达国家，食物过敏发生率越来越高了。理论上，无论哪个地区，所有食物都可能引起食物过敏，因为对于人体免疫系统而言，食物中的蛋白质都可视为外来物质，任何食物都可能诱使有潜在过敏体质的人产生 IgE 抗体。

1. 美欧等地的食物过敏

以美国为主的部分地区最近报道了生肉过敏，称之为"alfa-gal综合征"。这种类型的食物过敏相对少见，其原因是蜱虫叮咬后诱发对红肉过敏反应。

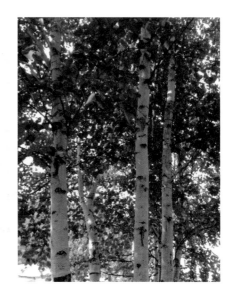

在中欧和北欧，桦树花粉过敏是引发某些水果蔬菜过敏的主要原因，临床上表现为口腔过敏综合征。这种现象的免疫学基础是不同物种，如某些植物和部分花粉氨基酸序列之间存在高度同源性，导致两者过敏原结构极其相似，从而引起 IgE 介导的交叉反应。

2. 亚洲地区的食物过敏

新加坡等一些亚洲国家报道了成人及大年龄儿童对益生元过敏，但婴儿无相关的报道。

亚洲地区儿童食物过敏的患病率高低不一，在新加坡和中国的农村地区患病率为 4%，而韩国、日本的患病率可高达 12%。患病率差距较大的确切原因目前还未知，可能是统计方法差异而非实际差异。中国个别城市有儿童食物过敏流行病学调查数据，如 2012 年黎海芪等报道中国重庆、珠海、杭州 3 个城市 0 ～ 2 岁儿童食物过敏检出率为 5.6% ～ 7.3%，但是仍然缺少全国范围的流行病学调查数据。

值得一提的是，亚洲人群中出现了一些当地人口特有的过敏。如新加坡、马来西亚以及中国香港地区的一些华人对金丝燕的燕窝过敏。在 21 世纪初期，燕窝是导致严重过敏反应的常见过敏原之一，新加坡的低年龄儿童常因此发生过敏性休克。但是，近几年由于燕窝导致的严重过敏发生率已逐渐降低，原因尚无法解释。

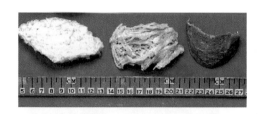

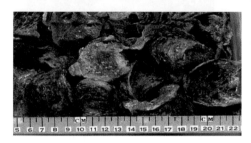

在新加坡，燕窝过敏是当地严重食物过敏最常见的病因之一，可以引起急性过敏反应。在中国，人们认为燕窝对健康很有好处，是非常受欢迎的滋补品。

蜂王浆长期以来也深受华人喜爱，但是目前在中国香港地区和一些澳大利亚的华人中也有蜂王浆诱发哮喘及过敏性休克的报道。在中国、日本、韩国人们大量食用荞麦制成的面食，有报道荞麦也可导致过敏性休克。同样，鹰嘴豆是印度儿童的主要食物，栗子是韩国儿童常吃的食物，同时也是这两个地区常见的食物过敏原，而在其他地区则不常见。因此，我们更愿意相信这种过敏的地域差别是由于食物的暴露量及当地的饮食习惯造成的，而不是遗传因素导致的。

1）鱼过敏

亚洲人群经常食用的热带鱼类与温带鱼类存在较大差异。在亚洲两者的消费量差距也比较大。大多数亚洲人群从小就开始吃鱼；然而在西方的饮食习惯里，鱼类被认为是一种极易引起过敏的食物，甚至有些过敏预防指南里建议3岁前尽量不吃鱼。亚洲人群鱼类过敏似乎比西方国家少见，但是还缺乏系统的研究数据证实。热带鱼类的变应原性与鳕鱼相似，但是亚洲热带地区人群在长期吃鱼的情况下仍然很少出现过敏，原因未知，或许是因为在婴儿期过早添加鱼肉辅食形成了早期的鱼肉耐受。

2）花生过敏

到目前为止，亚洲的花生过敏患病率仍然没有流行病学调查数据，且在一些临床医生的印象中花生过敏并不常见。然而，新加坡的数据显示花生过敏的患病率正在不断增加。

3）甲壳类过敏

甲壳类食物是亚洲地区重要的食物过敏原（详见第二章）。就医数据分析发现，甲壳类食物是新加坡、泰国、中国香港等地区引起过敏性休克最重要的食物过敏原之一。有趣的是，西方人群中花生和鱼类过敏发生率较高，而甲壳类食物过敏并不多见。

在英国、意大利、澳大利亚等国家的儿童甚至是成人中极少因为甲壳类食物引起过敏性休克而就医，而严重的花生过敏常有发生。

鱼类和甲壳类食物是东亚饮食中的常见食材。但与鱼类不同的是，甲壳类食物的添加时间比较晚，通常不会在婴儿期添加，这可能是甲壳类比鱼类过敏患病率高的原因之一。同时，另有假说称甲壳类食物的过敏原与尘螨、蟑螂及其他昆虫存在交叉过敏，又因为在亚洲的热带和亚热带地区尘螨和蟑螂过敏患病率高，因此导致了甲壳类食物过敏患病率高，它们之间存在交叉反应的过敏原称为"原肌球蛋白"。

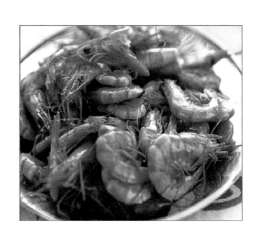

在亚洲的热带和亚热带地区，尘螨和蟑螂引起的过敏反应发生率较高，这也许会导致对虾过敏反应率增高。这是由于虾和上述过敏原结构上存在相似的原肌球蛋白，从而引起交叉过敏反应。

五、食物过敏诊断

（一）病史及查体

食物过敏的诊断首先依靠详细的病史采集及认真的体格检查。病史的可靠性在于家长或患儿是否能准确地回忆出症状，同时也需要医生将食物过敏引起的症状与其他疾病引起的症状正确地区分开。在一些急性反应的患儿中，通过病史即可立即诊断食物过敏，如速发的过敏反应综合征或者荨麻疹。但是，有疑问的往往是迟发过敏反应或者进食多种食物后出现的过敏反应，迟发过敏反应包括一些非 IgE 介导的反应。有数据显示，在湿疹患儿中家长们"自报"的食物过敏经激发试验获得验证的不到一半。

食物过敏反应重点关注内容

1. 确定引发反应的食物过敏原。

2. 所摄入的过敏食物量（很低剂量的食物即可引发过敏反应）。

3. 食物摄入与症状之间的时间差（食物过敏通常在几分钟内即可出现）。

4. 症状发生的来龙去脉。

5. 在不同场合摄入同一种食物是否也会诱发过敏反应。

6. 是否有其他必要条件，比如有些食物过敏好发于运动之后。

7. 最近一次过敏反应发作至今的时间。

饮食日记是诊断食物过敏的"助手"。医生指导家长及孩子持续记录特定时间内每次摄入的食物以及出现的任何症状。当患者再次复诊时，医生可以根据日记判断食物与症状之间的关系。然而，这种方法也不是经常能捕捉到"幕后黑手"，但是相比于单纯的靠回忆病史记录下来的信息更加可靠。

3天
食物日志

姓名＿＿＿＿＿＿＿＿
电话＿＿＿＿＿＿＿＿

	早餐	点心	午餐	点心	晚餐
时间					
食物&饮料/高碳水化合物	/	/	/	/	/
	/	/	/	/	/
	/	/	/	/	/
	/	/	/	/	/
	/	/	/	/	/
	/	/	/	/	/
	/	/	/	/	/
	/	/	/	/	/
日期	/	/	/	/	/
总碳水化合物					

食物日记

为了明确过敏患者对何种食物过敏，饮食日记是一种有效的工具，可以使病史更详细、具体，避免遗漏。

食物回避在食物过敏的诊断和治疗上都是比较常用的办法。例如，怀疑某个特定的食物可能导致过敏反应，则回避该饮食。然而，如何做到成功回避则受多种因素影响。首先需要确认回避的食物是正确的（即明确致敏食物）；其次是做到完全地回避，避免以任何方式接触到该食物抗原；最后在回避试验期间还要假设其他因素不会引起类似的过敏症状，以上所有因素都满足的概率微乎其微。因此，食物回避很难用于食物过敏的诊断，尤其对于特应性皮炎等慢性过敏性疾病。同时，完全回避某种食物也十分困难，因为触摸或食物的气味都能致敏，婴幼儿特应性皮炎中经皮致敏尤其明显。母亲进食的食物抗原能通过母乳作用于纯母乳喂养的婴儿，而一点点的抗原就足以诱发食物过敏反应。

（二）皮肤点刺试验和特异性 IgE 测定

皮肤点刺试验和血清特异性 IgE 测定可用于评估 IgE 介导的过敏反应，对非 IgE 介导的食物过敏几乎无应用价值（详见第十一章）。

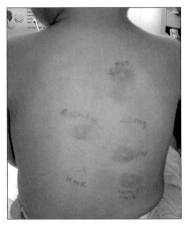

皮肤点刺试验只能帮助诊断 IgE 介导的食物过敏反应，对于其他机制引起的食物过敏反应没有诊断价值。

皮肤点刺试验有较大的临床应用价值，首先要有标准且高质量的食物提取物，结果的解释需要考虑以下两个方面：

第一，食物的皮肤点刺试验阳性提示患儿存在过敏的可能性，但并不是绝对。解读皮肤点刺试验结果时应充分结合患儿的病史，要做到结果与病史相匹配。皮肤点刺试验阳性结果代表受试者血清内有相应食物抗原的特异性 IgE，而健康儿童血清内也存在特异性 IgE，称为"食物致敏"。

第二，皮肤点刺试验阴性代表血清中没有特异性 IgE，但是不能排除非 IgE 介导的过敏反应。

过敏原皮内试验较皮肤点刺试验有更高的敏感性，但是特异性仍远低于口服激发试验，易出现假阳性。同时，目前还没有关于儿童皮内过敏原试验的敏感性和特异性研究，健康儿童也很容易出现皮内过敏原试验阳性。有研究发现，皮肤点刺阴性而皮内试验阳性的患儿经过口服激发试验后没有一例出现阳性症状。因此，普遍认为皮内试验与皮肤点刺试验相比并没有明显的优势。另外，过敏原皮内试验增加了发生全身反应的风险，不应该用于儿童。

血清特异性 IgE 测定常用于筛查 IgE 介导的食物过敏，常用的检测方法有放射变应原吸附试验（RAST）或荧光免疫法（CAP）。这些高质量的实验室检测方法提供了与皮肤点刺试验相类似的信息，但似乎大多数研究都表明皮肤点刺试验敏感性更胜一筹，尤其在低年龄儿童中。

皮肤点刺试验与特异性 IgE 的比较

皮肤点刺试验	IgE 检测
敏感度较高（低年龄儿童显著）	敏感度低
特异度低于 IgE 检测	特异度较高
性价比高	价格相对更贵
需要有正常皮肤	适用于所有人
抗组胺药抑制点刺反应	不受任何抗组胺药物影响
疼痛感弱	疼痛感稍高
患儿及其父母可以直接看到反应结果	结果需由医生告知

（三）双盲安慰剂激发试验

双盲安慰剂激发试验是诊断包括食物过敏在内的食物不良反应的"金标准"。

非 IgE 介导的食物过敏反应缺乏敏感性及特异性强的检测手段，因此双盲安慰剂试验是唯一可用于诊断的实验方法，已经被成功地用在许多成人和儿童的研究中。双盲安慰剂激发试验是食物过敏的最佳评估手段，尤其在儿童特应性皮炎方面，双盲安慰剂激发试验中受试者的心理因素影响与试验者造成的误差可以被降至最低。而双盲安慰剂激发试验最可靠的方式就是使用新鲜食物，为了盲法要求，通常使用胃管注入食物，或者使用冻干的食物（用胶囊包装食品粉末）。

（四）诊断食物过敏的实用方法

诊断食物过敏需要详细的病史采集、体格检查、皮肤点刺试验或者特异性 IgE 测定，以及参考合理的食物回避试验结果，必要时行双盲安慰剂激发试验。除此之外，其他的检查方法对诊断都没有意义，这些检查包括食物特异性 IgG 或 IgG4 测定、血 - 食物抗原复合物测定以及一些其他的评估免疫系统的血液检测。此外，皮内过敏原试验不可用于食物过敏的诊断。

许多孩子因为不科学的诊断方法而被贴上食物过敏的标签。如果这些不科学的诊断方法不及时纠正，更多人会因为对食物过敏的错误认知而改变自己的饮食习惯，随之出现社交孤立（孩子将无法参加朋友的生日聚会），以及过度回避饮食造成营养不良。

六、食物过敏的治疗

如果过敏食物十分明确，那么唯一有效的办法就是严格地进行饮食回避。但是，饮食回避并不容易，因为过敏的食品成分可能隐藏在某些商品化的食物中而被患儿摄入，食物过敏原还可能通过气味和皮肤与患儿产生接触。已有许多病例报道称患者因为闻到花生和鱼的味道而发生急性过敏反应。因此，关于主动治疗的研究显得尤为重要，而主动治疗的关键也在于诱导食物耐受，比如将免疫系统由过敏转变到耐受。另外，对严重反应进行有效治疗也是必不可少。

目前针对食物过敏有多种不同的免疫治疗方法正在研究当中，如花生过敏的治疗，包括舌下免疫治疗和口服免疫治疗。其中口服免疫治疗似乎效果良好，将很快成为一种可靠的食物过敏治疗方法。

多种药物已经被用于治疗食物过敏，包括口服的色甘酸钠、抗组胺药、酮替芬、激素等。其中部分药物确实能改善食物过敏症状，但总的来说治疗效果有限，并且存在一些不良反应，长期使用时尤甚。

当发生急性过敏反应时，肾上腺素的使用极其关键。在食物引起全身过敏反应时立即注射肾上腺素，这一点需要反复强调。在新加坡，便携式肾上腺素注射装置已经商品化，这使得患儿或其父母可以及时地自我注射药物。目前市面上的肾上腺素分为大号的 EpiPen（0.3 mg）和小号的 EpiPen Jr.（0.15 mg），当发生严重的食物过敏反应时，立即肌注肾上腺素的剂量为 0.01 mg/kg（详见第十章）。

七、食物过敏的预后：迁延不愈或耐受

小年龄患儿的食物过敏通常预后良好，大多数人的食物过敏会最终形成耐受。小婴儿牛奶或大豆过敏通常会在 2 岁左右逐渐形成耐受，而鸡蛋过敏的耐受年龄在 4～6 岁。无论是 IgE 介导或非 IgE 介导的过敏都是如此。然而，最近一些研究显示严重牛奶和鸡蛋过敏的患儿症状常持续至青春期，并且合并有其他过敏和血清 IgE 浓度高的患儿往往更易持续至青春期。因此，定期评估尤为重要，即使是青少年期也不例外。

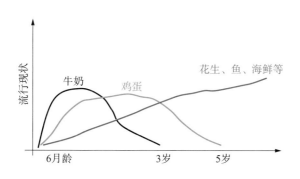

每一种食物有着独特的过敏进程。一些食物过敏（如鱼、海鲜、花生等过敏）呈持续性，也有一些食物过敏反应仅仅在短时间内存在。

研究显示，花生、坚果、海鲜以及鱼类过敏可能持续终身，成年人的食物过敏预后更差。

然而，根据症状诊断食物过敏对于绝大部分人来说特异度相当高，这些人的特点是他们不发生交叉过敏反应，即在一个植物种系或动物物种中，能产生过敏反应的有且仅有一种。而另外一部分人则不同，即使是不同科属间的植物都能使其产生交叉过敏反应，如桦树花粉与猕猴桃或大豆之间交叉过敏产生的疾病，如花粉相关性食物过敏、口腔过敏综合征。也正是因为存在多个交叉反应，口腔过敏综合征经常持续至成人期。

八、食物过敏患者及其家属教育

要对食物过敏的患儿及其家属进行教育和鼓励，让他们明白食物过敏反应有可能致命，在外就餐时询问食物的具体成分是一个很合理的请求，不要感觉难为情。同时，学校也应该清楚如何处理儿童急性过敏反应综合征，这一要求也成为美国儿科学会、美国学校健康委员会对学校的要求。7岁以上的孩子应该学会如何给自己注射肾上腺素；对于小年龄的患儿，父母或照顾者应该掌握这些技能。临床医生必须乐于向患儿父母解释和宣教，并培训学校员工掌握相关技能。在家庭中，患儿致敏的食物应该尽可能地去除，如果操作起来有困难，那么含有致敏原的食物应该贴上提醒标签。建立食物过敏家庭间的互助团体，拓展信息渠道，相互鼓励和学习。

九、食物过敏的预防

近些年，有不少研究建议在婴儿早期4～6月龄即开始引入花生、鸡蛋等过敏性食物可能会降低食物过敏的风险。但是，并没有哪个试验是经得起推敲的。因此这些方法仍不能向过敏家庭推广，在此之前仍需大量的证据支持。但是有一件事是明确的：过敏性食物越晚引入并不能预防食物过敏。目前为止，我们仍然建议婴儿前6个月纯母乳喂养，从6个月后开始逐渐添加辅食。至于4月龄时开始断奶，我们认为肠道仍未发育成熟，时机不恰当，这一点仍然需要与儿科医生进行讨论。

小结：

第一章中，"食物过敏原"见第009页。

第二章中，"食物过敏的流行病学特征"见第018页。

第三章中，"常见的食物过敏原"见第035页。

第五章中，"食物过敏的症状与鉴别"见第105页。

第六章中，"儿童中最常见的食物过敏原"见第083页。

第九章 药物过敏

药物的不良反应是应用药物过程中出现的非期望的、有害的反应，它与药物的治疗目的无关。药物不良反应可以分为两大类：可预测的反应和不可预测的反应。

可预测的反应基于药理学，可以在任何人身上发生。这些反应包括药物毒性反应（由于药物的过量）、药物不良反应以及药物间的相互作用（一种药物与其他药物合用，引起该药物在人体内的浓度过高）。

不可预测的反应仅发生在某些易感人群中，包括药物无法耐受（意味着身体对于某些药物无法代谢）、特异质反应（这种反应不常见或是一种前所未知的新反应）、药物过敏反应以及类过敏反应（该反应与药物过敏反应很像）。

药物过敏是药物不良反应的一大类型，通常指 IgE 介导的反应，刺激肥大细胞或嗜碱性粒细胞释放组胺和其他炎症介质。除了 IgE 机制介导，还有许多机制不明。

一、流行病学特征

对于药物过敏反应的流行病学研究，没有充足的个体数据，特别是非选择性儿童数据。文献表明，成人比儿童更容易发生药物过敏。

美国成年住院患者严重的药物过敏发生率约 7%，危及生命的过敏发生率约 0.3%，总发生率约 15%。

新加坡国立大学医学院儿科医学研究所 1997—2002 年的研究发现，5 岁以下住院患儿疑似药物过敏反应的发生率约 1%，其中 30% 是对青霉素过敏。这些过敏的患儿中有一小部分人进行了过敏性试验，结果仅 13% 的患儿是真的对药物过敏；男性更容易发生药物过敏反应，并且无一例严重过敏反应。

引起过敏反应的常见药物

1. 抗生素（β 内酰胺类抗生素，包括青霉素，占药物过敏反应 40% 以上）。

2. 免疫球蛋白、疫苗、抗血清。

3. 非甾体抗炎药（NSAIDs）。

4. 抗癫痫药。

新加坡 7～16 岁儿童中药物过敏发生率为 5.4%，其中 56.7% 的患儿使用了 β 内酰胺类抗生素，60% 的药物过敏反应以皮肤症状为主，多重药物过敏者占 3.8%，仅 6.9% 的患儿当时完善了进一步的诊断试验。

二、发病机制

药物过敏反应涉及多种机制。除了胰岛素和免疫球蛋白，大多数药物的分子量太小而不能诱发过敏反应。然而，小分子量药物或其代谢产物可以作为半抗原结合人体组织蛋白质，变为完全抗原（被人体免疫系统认为是外来的蛋白质），这个过程称为半抗原转换。

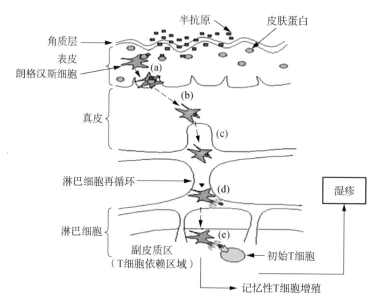

半抗原穿过皮肤的过程与某些接触性皮炎（或接触性湿疹）有关。

β内酰胺类抗生素（如青霉素或氨苄西林）引起的过敏反应最为常见，占所有已报道的药物过敏反应的 42% ～ 53%。研究表明一些患者对某个药物过敏，他们不仅增加了接触同类药物发生过敏的风险，更可能进展到对其他种类的药物过敏，这种多重药物过敏的机制尚不清楚。

三、临床表现

药物过敏反应经常发生在因患有某种疾病正在接受治疗的患者，原发病的症状和体征通常会与药物过敏的症状和体征混淆。儿童病毒感染可以出现皮疹，有 100 多种不同的病毒被证实可以使儿童出现病毒疹，如幼儿急疹。如果出疹前使用过一个药物，这个药物会被患者误认为是引发皮疹的原因。

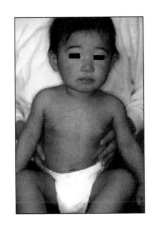

在年幼儿中，幼儿急疹是较常见的病毒性疾病，病原体是疱疹病毒（HV-6 或 HV-7）。这些幼儿常表现为发病初期 3 天内持续高热，到第 4 天热退疹出。在发病初期，这些幼儿常用抗生素治疗，因此常被认为是药物过敏。

第九章 药物过敏

127

评估一个药物是否过敏应该在健康状态下重复运用该药物（药物激发），在疾病状态下评估药物的过敏反应是不准确的。

既往有严重过敏反应（如静脉注射青霉素时出现严重过敏反应）的患者不能进行进一步的体内试验。但是，很多药物过敏的诊断也只是根据临床判断的，这种判断会错误地限制一些非常重要的药物使用，最终导致很危险的后果。因此，在一些涉及救命的药物时推荐通过特定的试验确诊严重药物过敏反应。

（一）皮肤表现

药物过敏反应最容易发生在皮肤。药物引起的皮肤损伤通常表现为血管性水肿性荨麻疹，其他类型的皮损还有脉管炎（可以呈现

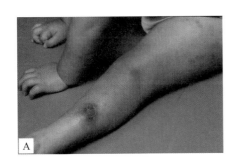
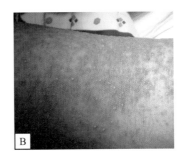

药物过敏的皮肤表现。A. 固定型药疹；B. 急性全身性红斑性脓疱病。

为疼痛性的皮肤出血）、固定型药疹（如果使用某种药物时，皮损反反复复发生在相同的区域）或脓疱病（似皮肤感染）。

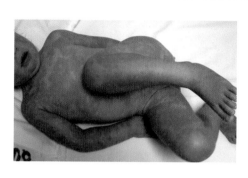

一例阿莫西林过敏引起的急性荨麻疹幼儿。

皮肤表现的急性严重过敏反应的发生率很低，但是后果往往非常严重，可能导致死亡或残疾。立刻停用这些药物可以使药物不良反应严重度最小化，快速鉴别严重的过敏反应是很必要的。

当出现荨麻疹、水疱、黏膜病变、脸部水肿（肿胀）、溃疡（大面积皮肤断裂）、明显的或广泛的紫癜（皮肤出血，例如脉管炎）、发热或淋巴结病等这些情况，如怀疑为药物不良反应发生时要立刻停用该药物。

导致皮肤严重过敏反应的常见药物

药物引起的严重皮肤过敏反应	最容易涉及的药物
史 - 约综合征（Stevens-Johnson syndrome） 中毒性表皮坏死松解症（莱氏综合征）	复方新诺明 磺胺多辛 - 乙胺嘧啶 卡马西平 乙内酰脲类 巴比妥类 100 多种其他药物
超敏反应综合征（抗惊厥药过敏综合征）	苯妥英钠 卡马西平 苯巴比妥 别嘌呤醇 金制剂 氨苯砜及其他药物

药物引起的严重皮肤过敏反应	最容易涉及的药物
	喹诺酮（脉管炎）
	阿莫西林－克拉维酸钾（脉管炎）
脉管炎和血清病	头孢克洛（血清病）
	米诺环素（血清病）
	其他
抗凝剂诱发的皮肤坏死	华法林（蛋白质 C 缺乏）
	青霉素
	非甾体抗炎药
血管性水肿	造影剂
	血管紧张素受体拮抗剂（卡托普利）
	其他

史－约综合征和中毒性表皮坏死松解症（莱氏综合征）是两个严重又相关的皮肤黏膜病变（涉及皮肤和黏膜），发生率和病死率都很高。史－约综合征和重型多形性红斑容易混淆。目前认为这是两种不同的疾病，史－约综合征通常是由药物引起。儿童患有史－约综合征表现为发热、胃炎、严重的眼部病变（结膜炎）和广泛的皮损，皮损为深红色斑点，有时皮损中央皮肤坏死。

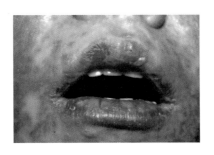

磺胺类药物诱发的史－约综合征。

重型多形性红斑有典型的固定区域皮损，多发生在四肢，很少由药物过敏引起，通常发生在感染后，特别是感染单纯疱疹病毒和支原体后，一般呈现良性过程。儿童皮肤广泛分布紫癜样皮疹和水泡，尤其在躯干和面部。

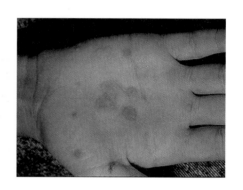

重症多形性红斑通常由感染引起，而不是由药物，如单纯疱疹病毒、肺炎支原体、EB病毒、水痘、流行性腮腺炎和柯萨奇病毒。

中毒性表皮坏死松解症又称Lyell综合征，由于表皮坏死表现为广泛的皮肤缺损，皮肤表面看起来像鱼去了鳞片一样。患者起初临床表现为史－约综合征的症状，逐渐进展为中毒性表皮坏死松解症。尽管区分两种疾病的精确诊断标准还没有建立，但是身体局部区域的表皮剥脱（<10%）经常被认为是史－约综合征，而身体广泛的皮肤剥脱则被认为是中毒性表皮坏死松解症。两种疾病也都可以波及气管、支气管或胃肠道。两种疾病的并发症包括重度脱水、感染（败血症）和呼吸道病变。皮肤活检有助于确诊疾病并且可以排除其他疾病。鉴别诊断包括葡萄球菌烫伤样皮肤综合征（一种严重的皮肤感染）和其他罕见的皮肤疾病。这两种疾病的治疗措施主要是对症治疗，糖皮质激素使用取决于继发感染的程度，使用激素有时会使感染加重甚至增加病死率。

超敏反应综合征（抗癫痫药超敏反应综合征）是一种典型的严重反应，通常发生在首次服药后的2～6周内。支持糖皮质激素治疗该疾病，但对照研究不足。超敏反应综合征常有嗜酸性粒细胞增多的表现，称之为DRESS综合征（伴有嗜酸性粒细胞增多及全身症状）。

药物引起的严重皮肤过敏反应典型表现

诊　断	黏膜损伤	典型的皮肤病变表现
史 – 约综合征	经常	暗红色紫癜样红斑或不典型靶形损害，皮损上方可有一些小水泡，随着疾病的进展极个别的区域可以相互融合；小于10%的患者出现皮肤剥脱。
重型多形性红斑	少见	四肢的靶形皮损。
中毒性表皮坏死松解症	经常	皮损的改变像史 – 约综合征，但具有融合性的红斑和大片的表皮坏死。
超敏反应综合征	少见	皮疹（小红点）、发热、肝炎、关节痛（涉及关节）、淋巴结病（淋巴结肿胀）、血液病变（如嗜酸性粒细胞增多症）。

（二）呼吸道表现

吕弗勒综合征（Loffler syndrome）是肺部过敏反应中的一个特殊类型，也称作单纯性肺嗜酸性细胞浸润症。该病表现为血液中嗜酸性细胞增多和肺部病变。肺部病变表现为短暂的嗜酸性细胞浸润实变病灶，如同肺炎。吕弗勒综合征被认为是一种良性疾病，患病率不是很高，通常在起病后 3～4 周或在药物停用后不久消退。咳嗽是最常见的症状，通常为干咳，有时会伴有少量痰液。各年龄段人群都会患该病，包括新生儿。最容易引发该病的药物是米诺环素。一般通过服用大剂量的糖皮质激素治疗该病。

以下药物可以引起吕弗勒综合征：

（1）抗菌药物，如米诺环素、氨苯砜、乙胺丁醇、异烟肼、呋喃妥因、盘尼西林、四环素。

（2）抗癫痫药，如卡马西平、苯妥英、丙戊酸。

（3）抗炎药和免疫调节剂，如阿司匹林、硫唑嘌呤、倍氯米松、色苷酸、金制剂、甲氨蝶呤、萘普生。

（4）其他药物，如博来霉素、卡托普利、氯丙嗪、粒细胞 - 巨
细胞集落刺激因子、丙米嗪、哌甲酯、柳氮磺胺吡啶、磺胺类药物。

四、诊断

药物过敏反应诊断很大程度上依赖于患者的既往史、用药过程
中出现的症状，要区分是药物引起的还是疾病本身所致。有些药物
有引起过敏反应的倾向。

IgE 介导的过敏反应在服药后 1 小时内发生，过敏性接触性皮
炎通常发生在 2 ～ 3 天后，血清病通常发生在 1 周左右。当个体
既往对某种药物并不过敏，IgE 介导的过敏反应通常发生在病程的
7 ～ 10 天（即致敏后）。

（一）药物过敏诊断试验

药物过敏诊断试验包括检测药物特异性 IgE、药物特异性 T 淋
巴细胞，或检测被激活的细胞所产生的炎症介质（如组胺或类胰蛋
白酶）。这些试验的主要局限是缺少相关的药物抗原，或在一些情
况下缺少临床相关性。

对于 IgE 介导的反应可以进行两种类型的试验：① 检测血清中
特异性 IgE；② 药物皮肤点刺试验。IgE 介导的药物过敏反应会有
潜在的生命危险（即过敏性休克）。如果试验结果为阳性，那么大
概率可以诊断为药物过敏反应，不需要进一步的试验，并且应该避
免使用该药物，只有相当少的药物可以用脱敏的方式进行。对于其
他机制介导的药物过敏反应没有可靠（常规）的诊断试验。

如果患儿既往有类似药物过敏的症状，并且该症状与 IgE 介导
的过敏反应不是很像或没有引起严重的器官受损，那么这种情况下
就应考虑激发试验。药物激发试验应该在住院后有严格的监护情况
下进行，并且这种试验仅仅是对一些重要的药开展。除此以外，药

物激发试验仅适用于皮肤点刺试验阴性的患儿，并且既往没有严重药物不良反应病史（如史－约综合征）。

药物激发试验的风险和不足：

    1. 潜在的危险性。

    2. 识别很困难（主观症状）。

    3. 无法解释内在的机制。

    4. 没有非常典型的反应。

    5. 可能会出现假阳性或假阴性反应。

    6. 受多种因素影响，可能缺乏典型的临床症状。

    7. 某些情况下阳性试验结果并不能提示致敏。

注意事项：

    1. 药物激发试验只能在严格的医学监护下的医院中进行。

    2. 既往有严重药物过敏反应的患者不能进行药物激发试验。

（二）常见的引起过敏的药物

【青霉素和其他β内酰胺类抗菌素】

在抗菌素中，β内酰胺类是最常引起过敏的药物，占所有药物过敏反应的40%以上。常见的药物包括青霉素、头孢菌素类、碳青霉烯类以及单内酰胺类。

β内酰胺类可以引起不同类型的药物过敏反应，包括IgE介导的过敏反应、IgG介导的溶血性贫血、免疫复合物介导的血清病、T细胞介导的接触性皮炎。IgE介导的超敏反应是最常见和最严重的反应。该反应可以局限于皮肤，表现为荨麻疹、血管性水肿，也可以表现为过敏性休克甚至致死。青霉素使用者发生超敏反应的概率为 1% ～ 10%。

青霉素是半抗原，青霉素的 β 内酰胺环在生理情况下自动打开，形成青霉噻唑基团，该基团又称为"主要决定簇"。大约 95% 的青霉素分子不可逆结合组织蛋白质，最终形成完全抗原，也称为半青霉噻唑。青霉素的降解产物可以形成分子量更低的抗原决定簇，又称为"次要决定簇"，如青霉素酸酯和青霉胺。IgE 抗体针对次要决定簇通常引起急性过敏反应，IgE 抗体针对主要决定簇通常引起荨麻疹样的皮肤反应。

青霉素类、头孢菌素类和碳青霉烯类之间存在一个明显的但又可变的交叉免疫反应。如果一个患者对青霉素过敏，那么所有 β 内酰胺类药物都不应使用。青霉素和第一代头孢菌素类药物交叉反应的发生率高达 50%。青霉素与第二代和第三代头孢菌素类药物中交叉反应的发生率很低，有报道称约 10% 或更低。碳青霉烯类药物结构中也含有 β 内酰胺环，与青霉素有交叉反应。单内酰胺类药物中不存在 β 内酰胺环，与青霉素无交叉反应。有时，青霉素过敏的患者对该药的侧链产生 IgE 抗体，而非 β 内酰胺环。例如，阿莫西林和头孢羟氨苄含有相同的侧链并存在交叉反应。单内酰胺、氨曲南、第三代头孢菌素、头孢他啶含有相同的侧链，也可能通过侧链引起交叉免疫反应，而非因为 β 内酰胺环。有报道，头孢唑林引起的过敏反应不会与其他 β 内酰胺类药物产生交叉反应。

大多数研究者推荐对青霉素过敏表现为皮肤症状而非严重过敏反应的患者进行皮肤点刺试验和口服激发试验。单纯依赖既往史和体格检查诊断青霉素、阿莫西林和头孢菌素类药物过敏会导致过度诊断。

如果没有做皮肤点刺试验和激发试验，过度诊断率达 66%。另一方面，青霉素皮肤点刺试验阴性也不能排除速发型过敏反应的风险。在一项研究中，89 名青霉素过敏患者中有 49 名皮肤点刺试验阴性而激发试验阳性。患者对青霉素中特定侧链过敏也许能够解释这种现象。然而，在其他的研究中，有青霉素过敏史但皮肤点刺试验阴性的患者可以安全使用青霉素。进一步研究发现，过敏反应发生后随着时间推移，皮肤点刺试验反应可以逐渐减轻或消失。有研究发现，对青霉素过敏的患者 5 年后皮肤点刺试验 50% 为阴性，对阿莫西林过敏的患者 5 年后皮肤点刺试验 100% 为阴性。这些结果表明青霉素过敏不一定终身存在，许多患者在 3 ~ 5 年后过敏反应可能消失。

β 内酰胺类药物是极其重要的抗生素，对于疑似 β 内酰胺类过敏患者需要详细评估过敏情况。此外，如果一个孩子对 β 内酰胺类药物过敏，有必要进行更多的诊断试验发现其是否存在其他 β 内酰胺类抗生素过敏。

【生物制剂】

生物制剂如抗血清、静脉注射人免疫球蛋白和一些疫苗等是完全蛋白质，属于完全抗原，异种抗血清是极强的过敏原，可以直接诱导药物过敏反应。临床常用的抗血清有抗人胸腺细胞球蛋白、抗狂犬病毒以及抗蛇毒和蜘蛛毒血清，在使用这些制剂前，需进行皮肤点刺试验。若试验阳性，建议以脱敏方式给药。

静脉注射免疫球蛋白（IVIG）的过敏反应很少，但可以发生在选择性 IgA 缺乏的患者身上。这些患者自身无法合成 IgA，自身的免疫系统将 IgA 视为外源性物质启动免疫反应。此外，IVIG 过敏反应也可以发生于普通变异性免疫缺陷患者。这些患者在输注免疫球蛋白之前，体内有抗 IgA 抗体。因此，以上患者如果需要 IVIG，应该静脉注射无 IgA 的免疫球蛋白。

麻疹风疹腮腺炎疫苗在鸡胚培养基中生产，因此疫苗中可以含有少量的鸡蛋蛋白，单次剂量注射这种疫苗通常是安全的。对于这种疫苗的过敏反应，之前认为是由于鸡卵蛋白过敏，但现在已经发现也可能是由于 IgE 抗体复合物介导的抗疫苗中猪或牛明胶引起的。

【 阿司匹林和其他非甾体抗炎药 】

阿司匹林和其他非甾体抗炎药可以引起两种类型的过敏反应：

（1）皮肤反应：表现为荨麻疹和血管性水肿。

（2）呼吸道反应：表现为哮喘、鼻炎、鼻息肉以及鼻窦炎。

这些反应通常更容易发生在成人，儿童多表现为荨麻疹和血管性水肿。

与阿司匹林有交叉反应的非甾体抗炎药

1. 烯醇酸

　·吡罗昔康。

2. 羧酸

　·乙酸：如吲哚美欣、舒林酸（sulindac 或 sulinac）、托美汀等。

　·丙酸：如布洛芬、萘普生、非诺洛芬等。

　·芬那酯：甲灭酸、甲氯芬那酸等。

　·水杨酸类：阿司匹林、三柳胆镁等。

阿司匹林和其他非甾体抗炎药物能阻断环氧酶途径，特别是环氧合酶 –1（COX–1）。因此，花生四烯酸代谢转向 5- 脂氧酶途径，产生大量具有血管活性和收缩支气管效应的白三烯，如白三烯 D4、白三烯 C4、白三烯 E4。如果个体对阿司匹林敏感并表现为呼吸道反应，那么他们对所有的非甾体抗炎药都过敏。大多数对阿司匹林敏感的患者可以耐受常规剂量的水杨酸钠和对乙酰氨基酚。COX–1

抑制剂和 COX-2 抑制剂之间没有交叉过敏。塞来昔布和依托西布是常用的 COX-2 抑制剂，COX-2 抑制剂用于 12 岁以上人群。

患者对阿司匹林和非甾体抗炎药物敏感，通常通过既往史诊断。如果患者的病史不明确，那么有必要进行特殊的诊断，如按照标准化方案口服阿司匹林或非甾体抗炎药激发试验。

阿司匹林过敏的治疗就是严格避免使用该药物以及其他非甾体抗炎药物。这些患者可以使用 COX-2 抑制剂治疗发热和疼痛。如果患者必须使用阿司匹林，那么需要进行脱敏方式给药，但这种情况很少。

【对乙酰氨基酚】

该药的抗炎作用较弱，尽管对儿童使用该药的不良反应研究较少，但不良反应很少。对乙酰氨基酚的超敏反应在成人和儿童都可以发生，最主要的过敏反应是爆发皮疹（如荨麻疹），也有极少数发生过敏性休克，通常通过口服激发试验明确诊断。曾有报道许多疑似对乙酰氨基酚过敏的患儿，因当时感染病毒，所以服药后无法区分当时的症状是否与病毒感染有关。如果该药的过敏反应仅仅通过病史诊断，则假阳性率可高达 85%。

五、预防和治疗

当医生选择一种药物时，应该避免使用患者可能过敏的药物。像异种抗血清药物，大多数人对其敏感（因为血清来自动物，例如兔子），但仍然用于白喉、肉毒毒素中毒以及其他严重感染的治疗中。因此，如果需要再次使用同种类型的药物，应该选择具有相同药效的可替代药物，或者通过皮肤试验排除过敏。此外，应该避免大剂量间歇性胃肠道外给药（如青霉素）。

患者详细的药物过敏史在预防过敏反应中是非常有用的。如果一个患者对某种药物有不良反应，那么就要避免使用该药以及能够引起交叉反应的药物。如果有必要的话，针对该药应该进行体内外试验以及脱敏治疗。

对于药物过敏反应，除了避免使用该药，没有更好的治疗方法。青霉素、万古霉素、胰岛素有脱敏给药方案，但仅在某些特殊的病例中会考虑使用。

除了一些严重的 IgE 介导的过敏反应（过敏性休克）以及严重的皮肤反应（史－约综合征），大多数药物过敏的孩子预后良好，在停药后 1～2 年应该考虑再次测试和再次激发试验。对于青霉素过敏，停药后 3～5 年推荐患者再次测试对该药是否过敏。

药物引起的不良症状完全是对症处理，包括使用抗过敏药物、肾上腺素、抗组胺药、类固醇激素和 β 受体激动剂等，根据药物不良反应的类型和严重程度选择相应的药物。

肾上腺素急救包仅推荐给有严重和多重药物过敏反应的患者。

小结：

实际上所有的药物（甚至是糖皮质激素和抗组胺药）都可能引起药物不良反应，药物过敏反应是药物不良反应的一种类型。发现和治疗药物过敏反应是一件很困难的事情，因为该反应包含许多机制和临床表现。此外，患者的原发疾病会掩盖、影响药物的过敏症状，甚至使这些症状复杂化。

因此，对于这些患者，特别是对于既往史模糊和疑似多重药物过敏的患儿，需要进行适当的诊断性试验以确诊临床疑似的过敏反应。

第十章 急性过敏反应综合征：我们该如何应对

严重过敏反应或全身过敏反应称为急性过敏反应综合征，常累及多个器官，严重时可危及生命。急性过敏反应综合征是机体免疫系统对过敏原强烈反应的结果，肺、皮肤、肠道等器官释放大量炎症介质及细胞因子，共同促成了严重的炎症反应。症状上可出现血压难以维持，即过敏性休克或气道痉挛（如哮喘样症状），继而呼吸困难、血氧不足，最终可出现昏迷或死亡。急性过敏反应综合征是最危险的过敏反应类型，可能在接触过敏原后的数秒至数分钟内发生。幸运的是，通过良好的宣教，患者能够通过症状和体征快速识别急性过敏反应，并通过随身携带的急救药品有效地处理过敏反应。

一、流行病学特征

严重过敏反应流行病学数据大多数来自美国，亚洲部分地区（如韩国、泰国、新加坡以及中国香港地区）也进行了少量的流行病学调查，食物过敏是儿童严重过敏反应最主要的原因之一。美国的一项研究显示，在美国每年每10万人中就有10.8人发生急性过敏反应，导致大约2 000人住院和150人死亡。泰国首都曼谷的 Siriraj 医院做过一项研究，该院住院患者过敏反应的发生率1999年为9.16/10万，到 2004 年增加到 55.45/10 万。2008 年韩国首尔国立医院的研究显示：该院住院患者急性过敏反应发生率为 0.014%，作者将韩国急性过敏反应的发病率、死亡率以及临床特点与其他国家的数据进行对比，结果大致相似。一项来自新加坡的研究发现，该国成年住院患者食物相关的急性过敏反应特点与高加索人群的特点存在差异，其原因可能在于不同地域饮食习惯和食物处理方式。因此，食物相关的急性过敏反应发病率因不同地区的饮食习惯而有所差异。中国大陆尚缺少急性过敏反应发生率的流行病学数据。

二、临床表现

急性过敏反应有一定的好发人群，患儿通常有食物、药物或昆虫（黄蜂、蜜蜂）过敏史。但也可能突然出现在没有过敏史的儿童身上，甚至一些病例找不到原因。

接触过敏原后数分钟内出现以下几种表现是急性过敏反应综合征的强烈预兆。

急性过敏反应综合征的强烈预兆

1. 荨麻疹和血管性水肿（眼睛或嘴唇水肿），伴瘙痒感，这些通常是首发症状，有时可出现皮肤泛红或苍白。

2. 支气管痉挛，可出现喘息，舌头及喉咙水肿可导致呼吸困难，而这些症状最初可能只表现为喉咙瘙痒。

3. 恶心、呕吐或腹泻。

4. 脉搏细速，可能是休克的首发体征。

5. 血压快速下降。

6. 昏迷：意识减退，包括眩晕与晕厥。

三、病因和危险因素

许多过敏原可以引起急性过敏反应综合征，但有时候病因也不清楚。以下列举了急性过敏反应综合征最常见的病因：

急性过敏反应综合征常见病因

1. 药物性：如青霉素。
2. 食物：如花生、坚果、牛奶、鸡蛋、鱼和贝类。
3. 昆虫叮咬：如蜜蜂、黄蜂、马蜂、胡蜂和火蚁。
4. 乳胶。

在美国，因急性过敏反应综合征而死亡的患者中有 90% 是由花生过敏所致。其他国家的数据暂缺乏。在新加坡，花生过敏的发病率逐渐上升。但目前，海鲜仍是大年龄儿童最常见的诱发急性过敏反应的食物，低年龄儿童则以鸡蛋过敏最为多见。

四、发病机制

急性过敏反应综合征是一个复杂的过敏问题，其中也涉及了多种不同的发生机制。

（一）IgE 介导的反应

1. 食物

理论上，所有的食物蛋白都可以引起过敏反应。最容易引起过敏的食物包括：花生、坚果（核桃、榛子、腰果、开心果、巴西果、松果、杏仁）、鱼、贝壳类（虾、螃蟹、龙虾、牡蛎、扇贝）、奶

（牛奶或羊奶）、鸡蛋、种子（棉花籽、芝麻、芥末）、水果、蔬菜、燕窝（新加坡人发生急性过敏反应的病因之一）。

食物过敏可以十分严重，甚至吸入细小的颗粒也可能引起全身过敏反应，例如吸入烹饪后的鱼和花生的气味。

对豚草花粉、草粉或树木花粉等植物花粉严重过敏的人进食某些水果后可能容易发生急性过敏反应综合征（如口腔过敏反应）。

食物依赖性运动诱发性过敏反应是指患者进食了某种特定食物后 2 ～ 4 小时内运动诱发出来的过敏反应。其特点是若运动前没有进食这种特定的食物，则运动可以安然无恙地进行；反之，如果进食后几小时内无运动，也不会出现急性过敏反应。

2. 药物

1）抗生素

如青霉素、头孢菌素和磺胺类药物。青霉素是引起急性过敏反应最常见的病因。不同的用药方式发生严重过敏反应的概率存在差异，口服青霉素会引起急性过敏反应综合征，但是肌内注射或静脉用药过敏反应发生率是口服用药的 2 倍。

2）肌松药

肌松药广泛用于全身麻醉中，例如琥珀胆碱、阿库铵等。全身麻醉中有 70% ～ 80% 的过敏反应是由于肌松药引起的，往往是 IgE 介导的 I 型变态反应。

3. 昆虫

膜翅目昆虫的毒液（如蜜蜂、胡蜂、黄蜂、火蚁）含有酶及其他蛋白质，可以诱发 IgE 介导的过敏反应。

4. 乳胶

医疗操作中会用到乳胶产品，乳胶过敏会使医疗操作复杂化，例如内科体格检查、外科手术以及导管插入术等。医务人员及牙科医生操作中使用乳胶手套是引起医源性乳胶过敏的源头所在。

5.异源性蛋白质

胰岛素、马血清抗毒素等异源性蛋白质可能引起急性过敏反应。

（二）细胞毒性和免疫复合物－补体介导的反应

急性过敏反应综合征也可发生在输注全血或血制品过程中，包括血清、血浆、血清分离物和免疫球蛋白。这些反应的发生机制之一是在红细胞表面产生抗原抗体反应并形成了免疫复合物进一步活化补体系统，大量有特定功能的蛋白质被活化并激活细胞。同时，补体产物可能也会直接影响血管的通透性。

选择性IgA缺乏症的患者体内无IgA或IgA浓度极低，这部分人可能会对外源性血制品中的IgA过敏，机体会将IgA视为外来蛋白，并产生抗IgA抗体。因此，输注血制品后可能发生急性过敏反应综合征。

一些针对细胞的毒性反应通过补体系统活化也能引起急性过敏反应。例如血型不符引起的输血反应，红细胞抗体（IgG和IgM）激活补体系统最终导致红细胞凝集和破坏。

（三）非免疫性肥大细胞活化剂

有些小分子物质可以直接引起肥大细胞脱颗粒，如高渗性碘造影剂。目前新型的造影剂也可发生该反应，但发生率较低。

某些麻醉药也是肥大细胞活化剂，能使血浆组胺浓度升高并导致非免疫性急性过敏反应综合征。这些情况往往在术中发生，由麻醉师发现并诊断。

在成人中有关于酒精导致急性过敏反应综合征的报道。有时候这种类型的过敏反应很难分辨，患者无法自述，因此该类型常被归类为特发性急性过敏反应综合征。

（四）花生四烯酸调节剂

阿司匹林、布洛芬、吲哚美辛以及其他的非甾体抗炎药可以直接活化肥大细胞，过敏反应不涉及 IgE。

（五）亚硫酸盐

亚硫酸钠和亚硫酸钾、亚硫酸氢钠和亚硫酸氢钾、焦亚硫酸钠和焦亚硫酸钾、气态二氧化硫等可作为防腐添加剂以防止食物和饮料变质，并且可作为药品的防腐剂。这些亚硫酸盐可以导致易感人群发生哮喘和非过敏性的超敏反应。

（六）运动诱发的过敏反应

有报道，运动可以像食物一样引起急性过敏反应综合征。在花粉季节，过敏易感的人群可能发生运动诱发的急性过敏反应，而该现象也可能与吸入花粉有关。

（七）特发性急性过敏反应综合征

无明显诱因的急性过敏反应综合征又称为特发性急性过敏反应综合征。无明显诱因也可能是多种因素混杂的结果，如感染、过敏、焦虑、肥大细胞活化剂、运动等。因此，诊断存在困难并通常需要借助病史、体征以及一些更深入的检查。而病史采集应注意涵盖所有可能的发作诱因。

五、诊断

急性过敏反应综合征的诊断过程也是探寻病因的过程，第一步是详细采集病史，病史应包括完整的症状描述、诊治经过以及回忆可能相关的病因（例如食物、药物和蚊虫叮咬）。如果孩子有过急性过敏反应的发作或父母怀疑孩子曾经有过某种过敏的症状或迹象，应该建议他们带着孩子去看过敏专科医生，并希望能够找出急性过敏反应综合征的诱因。

典型评估问卷：

　　– 食物接触史

　　– 药物接触史

　　– 乳胶接触史

　　– 蚊虫叮咬史

　　– 运动史（是否在运动前进食）

　　– 是否有感染性发热

　　– 近期情绪情况

　　– 饮酒史（尤其成人和青少年）

　　病史采集及体格检查后，应该尽快完善过敏原测试。但如果在病史中能找到较明显的诱因，如食用花生 10 分钟后即发生急性过敏反应，这种情况下不需要进行过敏原测试即可诊断。应注意识别所有可能的诱因并指导家长如何预防发作及发作时如何使用自救药物。值得一提的是，在一次急性过敏反应综合征发作后立即进行皮肤点刺试验可能出现假阴性结果，因为此时机体过敏介质已消耗殆尽。因此，皮肤点刺最好与急性过敏反应间隔 2 周，或建议检测血清特异性 IgE，该指标不会出现假阴性。

六、治疗

　　肾上腺素在急性过敏反应综合征中是最常选择的药物，患者可通过肾上腺素笔自行注射药物，常见的产品有 EpiPen 或 EpiPen Jr.。

肾上腺素的主要作用是降低过敏患者进展为过敏性休克的风险。然而，肾上腺素无法缓解过敏本身的症状，这些症状应该通过抗组胺药和糖皮质激素治疗。

肾上腺素笔是由注射器和针头组成，注射头抵住注射部位的肌肉后按下注射器便可完成单次剂量注射。儿童注射部位通常选择大腿外侧，也可选任意部位的肌肉进行注射。如果患儿既往发生过急性过敏反应综合征，应建议随身携带肾上腺素笔，且应反复认真地对父母或年长儿进行肾上腺素笔使用方法的宣教。宣教对象也应同时包括患儿身边的人，如哥哥、姐姐、老师、同学等。

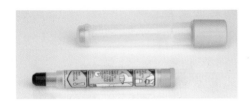

使用肾上腺素注射笔治疗可以挽救生命。要教会孩子和家长在急性过敏反应发生的危急时刻优先使用。

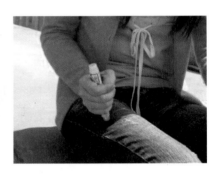

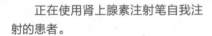
正在使用肾上腺素注射笔自我注射的患者。

一旦发生急性过敏反应综合征，医生或急救团队可能需要进行心肺复苏，也可能需要静脉使用抗组胺药及激素以延缓炎症进展。

（一）应对措施

如果你身边的人出现了急性过敏症状，并出现休克体征，如面色苍白、皮肤湿冷、脉搏细速、呼吸短促、意识障碍、焦虑，请采取以下步骤：

急性过敏反应综合征应对措施

1. 呼叫救护车或立即寻求医疗救助。

2. 查看患者是否随身携带抗过敏性休克的急救药品，例如 EpiPen。如果有，请立刻使用。

3. 让患者仰卧，抬高双下肢使其高于头部，便于大脑获取充足血供，从而预防晕厥。尽量减少不必要的搬动患者。

4. 保持患者身体的温暖和舒适，解开紧身的衣物，用毯子遮盖身体。不要给患者喝任何东西；

5. 如果患者有呕吐或经口出血，应该使其侧卧位以防呛咳吸入。

6. 如果患者无自主呼吸或脉搏停止，应立刻实施心肺复苏。

（二）急救处理

对于包括急性过敏反应综合征在内的所有急症，以下急救处理原则在全球范围内广泛使用：

1. 保证气道通畅

保证患者气道通畅，必要时可通过改变头部及颈部的位置以开放气道。患儿取仰卧位、抬高下肢，若患者呼吸困难可通过端坐位以缓解不适。

2. 呼吸

评估通气设备是否适当，充分给氧以维持氧饱和度。对于有喘息、呼吸困难症状的支气管痉挛患儿同样需要充分给氧，条件允许时应使用吸入器或喷雾器给药。气管插管设备应提前准备到位，当患儿出现呼吸衰竭征兆时尽快使用，如出现气道梗阻及肾上腺素无法缓解时立即气管插管。

3. 循环

如果考虑是静脉用药导致的急性过敏反应，应立刻停止静脉内给药（如造影剂）或使用止血带结扎注射部位。如果是昆虫叮咬导致的急性过敏反应，应使用止血带结扎肢体近端，以此来最大限度地减少或消除持续性的致敏原暴露。通过测定脉率、血压及毛细血管再灌注时间来评估外周循环灌注情况。建立静脉通路并保证液体输入，必要时须开通第二条静脉通路。若病情危重，应立即转至重症监护病房进一步治疗。

七、预防

预防急性过敏反应综合征最好的方法就是回避已知的能引起严重过敏反应的物质。以下几条建议可能会提供帮助：

急性过敏反应综合征的预防措施

1. 过敏的儿童佩戴医学警示项链或手镯，项链或手镯内有过敏食物或药物的具体名称。

2. 医生在做任何治疗前都应警惕患者是否有药物过敏。另外，患者若接受免疫治疗后（注射过敏原）应至少在医院留观 30 分钟。

3. 应保证随时可以获得含处方药物的急救装备包。急救包内的药品在医生指导下进行配备，一般需要包含肾上腺素自动注射器（肾上腺素笔）。注意检查自动注射器的有效期。

4. 如果患儿对昆虫叮咬过敏，则应减少在昆虫活动地附近运动。外出运动时应穿长袖、长裤，避免穿着亮颜色衣服，不要喷香水。当昆虫靠近时应保持冷静，并缓慢地躲开，切忌用手拍虫子。

5. 对昆虫叮咬过敏的患者应避免穿凉鞋或光脚在草丛中行走。

　　6. 如果患者对某种特定食物过敏，购买食物前应注意查看商品标签。由于制作过程可能会发生变化，所以对于经常吃的食物应该定期检查商品标签。外出就餐时需要了解食物具体成分及烹调过程，因为即使很少量的食物也可能引发严重的反应。

八、孩子发生急性过敏反应时，家长应该如何处理

　　保证患儿处于舒适体位，拨打急救电话或者做好直接去附近医院的准备。

　　在上述行为的同时，给患儿以下药物：

　　（1）尽快使用肾上腺素（肾上腺素笔），不管急性过敏反应症状是轻微还是严重，父母均应该果断并尽快使用肾上腺素，宁"滥"勿"缺"，等待只可能耽误病情。

　　（2）虽然目前暂无证据，但是当孩子意识清醒时，令其服用大剂量的抗组胺药可能有所帮助。但如果意识不清，则有误吸的风险。同时，应注意此时不能使用含镇静作用的抗组胺药，因为镇静效应可能会掩盖休克的进展。所以应选择起效快且不含镇静作用的抗组胺药。

　　（3）如果患儿有呼吸道症状时可使用 β 受体激动剂，比如吸入万托林。

　　无论如何，所有发生或疑似发生急性过敏反应综合征的患儿都应及时就医。

小结：

　　幸运的是，急性过敏反应综合征发生率较低，一旦发生，则需要及时接受治疗。患儿、父母以及照护者应经常接受紧急处理的指导，尤其是学会肾上腺素（肾上腺素笔）的使用方法。除了肾上腺素笔，抗组胺药、激素以及 β 受体激动剂在急性过敏反应综合征发作时都可起到重要作用。

第十一章 过敏性疾病的诊断

过敏性疾病的诊断主要依据病史和体检，然后通过过敏原检测试验证实。有些患者通过病史和体格检查就可以建立诊断甚至不需要进一步过敏原检测试验。例如：一名儿童进食了花生后几分钟内出现急性荨麻疹，诊断显而易见，不需要进一步的诊断试验。有些患者的病史并不清楚，通常是一些慢性暴露的患者。例如：一个患儿由于对尘螨过敏，每个月都有一次气管炎发作，通过病史和体检不能建立诊断；一个患有特应性皮炎的孩子去过食品集市后症状突然加重，食物过敏原通过皮肤致敏，也需要通过过敏原试验证实。明确了过敏原后，才可以开始有针对性地进行过敏原回避或者特异性免疫治疗。

过敏原检测的目的是证实临床上对患者过敏的怀疑，检测的方法必须是科学可靠的。过敏原的检测方法层出不穷，但是多数没有科学依据，它们的出现只为商业目的，有些检测方法没有诊断价值且价格昂贵，不应该用于儿童。只有少量过敏原检测试验被证实为有诊断价值。

理论上讲，激发试验模拟了现实生活中过敏的真实过程，是检测过敏原最好的方法。然而，激发测试可能会引起严重的过敏反应，因此适应证非常有限，只有在必要且最安全的情况下，如在配备所有急救设备的医院才能进行。

对儿童有价值的诊断试验：

　　– 皮肤点刺试验

　　– 血清特异性 IgE 检测

　　– 过敏原激发试验

　　本章将详细介绍皮肤点刺试验，以及它与血液中特异性 IgE 测定的比较。

一、皮肤点刺试验

　　在临床实践中，皮肤点刺试验（skin prick test，SPT）是诊断 IgE 介导过敏的首选试验，特别是在幼婴儿中，它比特异性 IgE 检测更敏感，是一种廉价、快速和准确的诊断方法。此外，皮肤点刺试验操作简单，只要不断地实践并遵循简单的指导原则就有可能获得高度可重复性的结果。它对幼儿特别有用，但也可用于某些特定的病例，如食品、药物和昆虫过敏的诊断。在未来，更复杂、更特异的检测抗体方法——例如过敏原组分诊断可能替代皮肤点刺试验。

（一）皮肤点刺试验的机制

　　皮肤点刺试验让过敏原进入表皮下层，如果患者对过敏原敏感，肥大细胞表面的 IgE 分子（即过敏性抗体）通过过敏原桥联，导致肥大细胞激活并释放介质，如组胺，皮肤上出现风团和红晕，也能引发一系列连锁反应：如嗜酸性细胞和中性粒细胞进一步渗透到真皮，引起迟发性皮肤过敏反应。

（二）皮肤点刺试验部位

皮肤点刺试验部位最好在前臂掌侧或内侧，避免肘部和腕部以及活动性皮损部位。3岁以下儿童在背部进行可能更容易操作。

向孩子和家长解释此项试验的目的以及过程，取得家长和孩子的配合。开始点刺时，点刺部位皮肤必须消毒干净。每个点刺之间相距2厘米。先将一滴过敏原滴在皮肤上，然后用1毫米点刺针轻轻点刺皮肤，使儿童的不适感降至最低，一个成功的皮肤点刺试验应该是以无痛且不出血为宜！点刺15分钟后对结果进行评估。每一次试验都必须包括阳性对照和阴性对照。阴性对照溶液是用来保存变应原提取物的溶剂基质。阳性对照是1毫克/毫升的组胺溶液，用于评估正常皮肤反应性，并检测是否存在由药物（如抗组胺药）引起的假阴性反应。

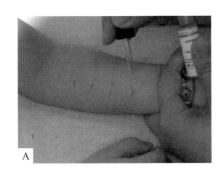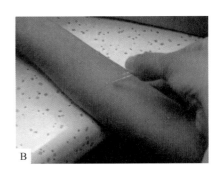

皮肤点刺试验：A. 一滴过敏原滴在皮肤上；B. 点刺针轻轻点刺皮肤。

（三）皮肤点刺试验结果的解释

一般来说，阳性对照的组胺风团直径≥3毫米视为试验有效；过敏原风团直径比阴性对照大3毫米，视为该过敏原阳性。

对于婴儿来说，风团直径达到组胺阳性对照的3/4时，为皮肤点刺试验阳性。皮肤点刺试验分级可以用风团直径（毫米或厘米）表示，也可以用组胺阳性对照风团的百分比表示。

皮肤点刺风团大小

+	风团直径约 3 毫米，伴有红晕
++	风团直径 3～5 毫米，伴有红晕
+++	风团直径 5 毫米，伴有红晕
++++	风团直径 > 5 毫米，伴有红晕和伪足

为了长期记录点刺结果，可以用记号笔描记风团和红晕的大小，用透明胶带粘贴后转移到记录纸上。现在也有设备可以测量皮肤点刺试验风团的横径和直径。吸入性过敏原的结果比食物的结果更可靠，食物会引起假阳性反应，尤其是在特应性皮炎患儿中。

皮肤点刺试验完成后，某些患者 3～5 小时后可能会出现延迟的皮肤反应（即迟发性皮肤过敏反应）。因此，需要事先告知患者有发生迟发性皮肤过敏反应的可能性。

皮肤点刺试验时如果每个点刺部位均出现风团，阴性对照也出现风团和红晕，可能是因为儿童的皮肤对摩擦或压力过度敏感，而不是对过敏原致敏。如果患者表现出这种反应，那么任何比阴性对照风团直径大 3 毫米的结果即为阳性。

此外，在进行皮肤点刺试验时，儿童应该处于健康状态（没有发热或其他感染征象），以便患儿免疫系统相对稳定。如在严重感染或持续发热时，皮肤点刺试验会出现假阴性。恶性肿瘤或化疗是否影响皮肤点刺试验结果尚未知晓。

（四）皮肤点刺试验的安全性

对于绝大多数儿童（甚至婴儿）和成人，皮肤点刺试验是安全可靠的。皮肤点刺试验引起全身过敏反应极其少见，尤其对于儿童。但以下两种患儿可能引起全身过敏反应：① 严重不稳定的哮喘；② 花粉过敏患儿处在花粉高峰季节。

对于有严重食物过敏史（花生引起全身过敏反应）或药物过敏史的患儿，进行皮肤点刺试验时也应谨慎。因此，建议配备以下紧急抢救设备：① 1 : 1000 肾上腺素注射液（Epipen）；② 氧气；③ 口服或注射用抗组胺药（西替利嗪或异丙嗪）；④ 糖皮质激素注射液；⑤ 吸入型支气管扩张剂，如沙丁胺醇。

（五）皮肤点刺试验的适应证

（1）确定鼻炎、湿疹、哮喘和荨麻疹的患儿是否存在过敏。对婴幼儿主要是食物过敏原筛查，对较大的儿童则是吸入性过敏原筛查，包括屋尘螨、花粉等。其他过敏原引起患儿过敏不常见，只有当儿童的病史提示有这种类型的过敏时，才应使用这些过敏原进行皮肤点刺试验。

3 岁以下儿童皮肤点刺试验检测项目组合：① 屋尘螨；② 鸡蛋；③ 花生；④ 牛奶；⑤ 大豆；⑥ 其他（小麦、其他食物）。

3 岁以上儿童皮肤点刺试验检测项目组合：① 屋尘螨；② 蟑螂；③ 花粉（草花粉－桦树花粉）；④ 宠物；⑤ 其他（霉菌、食物）。

（2）诊断蛇毒过敏和 IgE 介导的药物过敏。

（3）监测过敏原致敏性在一段时间内的变化。例如：食物过敏患儿成长中过敏原的变化，或在症状再次出现时致敏状况的变化。

（六）影响皮肤点刺试验的因素

1. 阻断皮肤点刺试验的药物

所有药物中如果含有抗组胺药都会影响皮肤点刺结果，抗组胺药能有效地阻止风团和红斑的出现。因此，需要在测试之前避免使用这些抗组胺药。通常，建议在皮肤点刺试验之前停用所有抗组胺药 1 周。

2. 其他影响皮肤点刺试验结果的情况

（1）婴幼儿的皮肤中肥大细胞数量较少，皮肤点刺试验反应性可能较低，在操作上需要一定技巧。

（2）湿疹症状严重者，结痂、表皮增厚可能会导致皮肤反应性降低。

（3）操作错误或因过敏原溶液储存方式错误或时间过长而失效。

总之，皮肤点刺试验是安全、简单和廉价的，临床医生、儿童和父母都可以立即获得可靠的结果。结合病史和临床结果，皮肤点刺试验仍然是儿童变态反应性疾病的关键诊断工具。

二、血清特异性 IgE 测定

IgE 是介导 I 型过敏反应的关键抗体。因此，测定患者血液中变应原特异性 IgE 对诊断患儿是否存在过敏非常有价值。目前，已有 400 多种特异性变应原可用于特异性 IgE 检测。特异性 IgE 测定的可靠性取决于过敏原的类型。总的来说，对于吸入性过敏原，特异性 IgE 的特异度和敏感度都很高（在 85% ~ 95% 的范围内）。食物过敏原的特异度低，药物过敏原（如 β- 内酰胺抗生素）的特异度更低。临床病史与吸入性过敏原特异性 IgE 有很好的相关性，而食物过敏原相关性较低。

（一）特异性 IgE 测定方法

1. 放射性变应原吸附试验

放射性变应原吸附试验于 1967 年研制成功。该方法仿照总 IgE 放射免疫吸附试验，不同之处在于不是将抗人 IgE 偶联到活化纸片上，而是将变应原直接偶联制成变应原吸附剂（固相变应原试剂）。

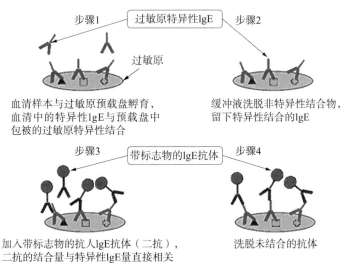

步骤1　过敏原特异性IgE　步骤2

过敏原

血清样本与过敏原预载盘孵育，
血清中的特异性IgE与预载盘中
包被的过敏原特异性结合

缓冲液洗脱非特异性结合物，
留下特异性结合的IgE

步骤3　带标志物的IgE抗体　步骤4

加入带标志物的抗人IgE抗体（二抗），
二抗的结合量与特异性IgE量直接相关

洗脱未结合的抗体

步骤5

通过酶底物法（EIA）或放射计数法
（RAST）定量特异性IgE

放射性变应原吸附试验。

2.过敏原组分诊断

过敏原组分诊断是针对过敏原致敏组分特异 IgE 进行诊断的。以屋尘螨为例，屋尘螨变应原包含多种变应原组分，每种变应原都可以产生特定的 IgE 抗体。过敏原组分诊断就是使用纯化的天然变应原或重组变应原检测复杂的变应原物质中单个变应原成分的特异性 IgE。过敏原组分诊断在 IgE 介导的变态反应的临床研究中已变得越来越重要。过敏原组分诊断的优势在于它是更特异的诊断（涉及过敏原的蛋白质），能更好地了解过敏反应的机制，还能检测交叉反应。此外，过敏原组分诊断能指导更特异的治疗（如特异性免疫疗法）和更好地预测过敏反应的预后。

在许多类型的过敏（如花粉、食物、昆虫过敏）中，过敏原组分诊断可以区分临床上有意义和无关的特异性 IgE 结果，对判断过敏的预后有特定的价值（如花生过敏的患者检测到贮藏蛋白阳性，可以预测严重的临床反应）。新的识别风险分子的重组变应原诊断技术有望在诊断方面取得进展。总体而言，过敏原组分诊断可以减少过敏原激发试验的需求，也可以提高过敏原特异性免疫治疗的特异性。

（二）总 IgE 测定

总 IgE 是血液中所有 IgE 的总和，它不仅针对过敏原，还针对微生物，如病毒或寄生虫等。总 IgE 在诊断过敏中的价值有限，它只是反映患儿产生 IgE 的能力。虽然许多过敏患儿的总 IgE 升高，但在非过敏患儿中也可以发现总 IgE 增高，病毒或寄生虫感染后的儿童也可以发现总 IgE 升高。同样，总 IgE 正常并不能排除过敏性疾病的存在。尽管如此，总 IgE 还是被认为是筛选变态反应性疾病的一种粗略方法。

综上所述，皮肤点刺试验是诊断变态反应的首选方法，sIgE 测定是一种很好的方法，可以适当替代皮肤点刺试验。sIgE 的测定比皮肤点刺试验昂贵，灵敏度低，结果不能立即得到。

三、对诊断过敏没有价值的测试

不幸的是，现在有许多非科学的过敏原检测方法，而且数量还在不断增加。过敏患儿的父母应该注意到这一点：这些试验不但对过敏诊断毫无价值，而且有些还很贵。

这些没有科学依据的试验结果导致了患儿不恰当的治疗，如开出大量的饮食处方，不仅会给整个家庭带来很大的麻烦，而且会损害孩子身体健康，甚至会导致营养不良。本文的目的是警示家长注意这些测试，避免在自己孩子身上使用这些试验。

常见的对诊断过敏没有价值的测试分为患儿体内试验和体外试验（通过检测患儿血液）。

（一）体内试验

1.应用运动学：过敏的肌肉测试

这项测试的理念是：每一个器官功能障碍都伴随着特定的肌肉无力。这使得过敏可以通过肌肉测试来诊断。应用运动学概念与关于病因或治疗的科学数据不一致，对照研究发现，测试物质（通常是食物）和安慰剂的结果没有区别。

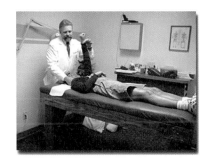

应用运动学进行过敏测试：垃圾的检测方法。

2.皮肤生物电测试和生物共振测试

一些内科医生、神经科医生、口腔科医生和脊椎按摩师使用"电诊断"设备来指导患者的治疗方案，通常包括顺势疗法产品。他们使用的设备只是简单的电阻测量仪器，这些设备的有效性和准确性从未被证实过。

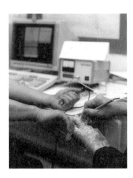
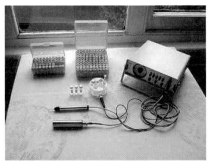

皮肤生物电测试对诊断过敏没有任何价值。

生物共振是基于人类以及环境中的任何物质（如过敏原）都会发射电磁波。电磁波可能是"好的"，也可能是"坏的"，这些波只能由特定的生物共振设备测量。但研究表明，生物共振对患有变应性鼻炎的成人和患有特应性皮炎的儿童没有任何诊断或治疗价值。

简而言之，上述测试都是不可靠的，没有病也会被诊断为有病，导致采取不合理的治疗方案。使用它们的从业者要么是妄想的，要么是不诚实的，或者两者兼而有之。应该没收这些测试设备，并起诉这些从业者。

（二）体外试验

1. 细胞毒性试验

细胞对外来物质的反应测试（ALCAT 测试）已经存在于几个国家，用于诊断所谓的"非 IgE 介导的超敏反应"。宣传内容主要是："利用先进技术检测食品不良反应"。ALCAT 测试是之前的"白细胞毒性测试"的更复杂版本，美国过敏、哮喘和免疫学学会（AAAAI）发表声明：细胞毒性测试对诊断食物或吸入性过敏无效。美国政府随即叫停了这项测试。

ALCAT 测试的基本原理：在体外，用食物、霉菌、食品添加剂、环境化学物品、染料、食品中的药物活性物质、抗生素和其他药物刺激白细胞后，测量白细胞直径的变化。血细胞通过一条狭窄的通道，并由一台电子仪器测量，该仪器可以立刻计算细胞的数量，从最小的到最大的不等。该测试资料手册称，该系统具有极高的重复性和敏感性。在该公司的主页上还列出了一些参考资料，但主要来自大会上发表的论文或非同行评议期刊上的文章。因此，可以得出结论：ALCAT 测试系统未经证实，缺乏有效的临床证据，在诊断儿童过敏性疾病方面没有价值。

2. 变应原特异性 IgG 和 IgG4 的检测

特异性 IgG 和 IgG4（IgG 的一个亚类）可在许多不同的生理和病理条件下生成，健康受试者中也可以存在。它们的水平主要反映过敏原的暴露，并不能证明过敏的存在。

现在有医生使用所谓的食物过敏原 IgG 检测 100 多种食物过敏，结果以反应等级（0 ～ +++）表示，检测报告通常数种甚至数十种食物呈阳性。随后，医生建议患者回避 IgG 阳性食物，经过一段时间回避后再次检测 IgG，阳性变为阴性，似乎回避治疗有效，殊不知 IgG 代表了食物抗原的暴露而已。

小结：

没有价值的测试会导致误诊误治，家长一定要避免让患儿接受上述试验。作为一名儿科过敏专科医生，有义务让儿童免受非科学的伤害。因为这些试验是基于不诚实的理论，应该受到严厉的批判。

第十二章 过敏性疾病的治疗

过敏性疾病的治疗很大程度上是使用抗组胺药、肾上腺皮质激素类、β 受体激动剂等症状控制类药物达到控制症状的效果。这些治疗一旦终止，症状会再次出现，因为这些治疗方法只是控制症状并没有治愈过敏。免疫治疗是个特例，这种方法能产生持久的影响（即延续效应），在停止治疗后也能持续产生作用。

在这一章中，我们会讨论治疗过敏的方法，涵盖过敏原回避、细菌产物治疗、免疫治疗和抗 IgE 治疗等内容。

一、过敏原回避

当一个患者对特定的过敏原过敏，过敏原回避是一个合理的建议。这种方法不仅阻止过敏症状进一步加重，也阻止过敏进程进一步进展。避免过敏原要区别一级预防、二级预防、三级预防，因为不同的预防阶段需要不同的、有时甚至相反的过敏原暴露方法。

（一）预防阶段

一级预防：是指针对健康个体的预防过敏原致敏的措施，通常是对出生于有过敏性疾病家族史的健康新生儿进行过敏预防。

二级预防：是指对已经致敏的儿童预防过敏进一步恶化。通常这种预防措施是指对过敏进程进一步进展的预防。例如，预防患有特应性皮炎或过敏性鼻炎的孩子发生哮喘。

三级预防：是对已经确诊的过敏性疾病的儿童预防症状的发作。例如，通过预防潜在的过敏反应，防止已经存在的哮喘、鼻炎、特应性皮炎等进一步加重。

1.过敏原回避在一级预防中的作用

有一个被普遍接受的观点是早期接触过敏原会增加过敏性疾病的发生风险，但是这一观点的直接证据是弱的，不同的过敏原又有所差异，绝大多数幼儿避免屋尘螨（即避免出生在有过敏性疾病家族史的家庭中的新生儿接触屋尘螨）的研究没有得出积极的结果，反而发现早期（在出生后2个月内）屋尘螨暴露与后期屋尘螨过敏没有关系。而花粉过敏研究发现，花粉季节出生的儿童日后花粉过敏的风险增加。早期接触宠物的研究给出相反的有时令人疑惑的结果。大多数研究表明，出生早期接触高浓度的猫、狗过敏原对过敏具有保护作用，并且能够诱导耐受，早期接触猫的过敏原比狗的过敏原有更显著的结果。

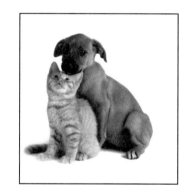

出生早期接触猫、狗过敏原对过敏具有保护作用。

对于食物过敏原，一个被普遍接受的观点是早期接触食物过敏原会增加食物致敏。但是，这个观点已经受到挑战，有研究发现，对4～6月龄婴儿早期添加辅食可能会降低随后对鸡蛋和花生过敏的风险。因此，对于母乳喂养的婴儿推荐在4～6月龄引入易过敏的食物。

对鱼类过敏的研究发现，新加坡儿童鱼类过敏的患病率低于欧洲和美国，提示新加坡儿童早期大量摄入鱼类对鱼过敏具有保护作用，诱导了耐受或者无应答状态。

孕期食物和吸入过敏原对过敏的作用研究有一定困难，得到的信息十分有限。可以明确的是，孕期饮食对儿童过敏风险没有影响，孕妇健康饮食无须避免一些过敏性食物。

20 世纪 80 年代起在全球兴起过敏原回避项目（如食物和吸入性过敏原），在这些研究项目中由尘螨过敏导致的疾病却增加了。可能原因是，尘螨回避项目导致了生命早期尘螨暴露量明显减少。20 世纪 80 年代早期，经常建议新生儿的父母不要养猫和狗。但是，由于猫、狗过敏原和细菌暴露减少反而增加 IgE 介导的过敏反应发生的风险。

很多研究发现，新生儿的过敏原暴露与致敏之间呈钟形曲线关系：吸入性过敏原的高浓度暴露和极低浓度暴露都降低了过敏原致敏的风险。过敏原暴露的确切窗口（即时间、数量、浓度）难以确定，因为不可能检测到新生儿免疫系统面临多少变应原。

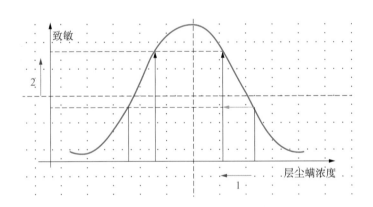

屋尘螨浓度与致敏呈钟形曲线关系。

总之，在一级预防中并没有证明避免过敏原有效。广泛的清洁婴儿室的屋尘螨可能会导致由于屋尘螨暴露减少而诱导 IgE 的产生，增加变应性致敏的风险。因此，不推荐过敏性家庭的新生儿避免吸入性过敏原。在食物中也有相似发现：早期（4～6 月龄）接触过敏性食物（花生、鸡蛋）似乎要比延期接触过敏性食物更好。

2.在二级预防和三级预防中的作用

一旦发生了 IgE 介导的致敏，应尽最大的努力避免进一步接触过敏原，因为接触过敏原会增加过敏症状的严重程度。回避过敏原可以给患者带来益处。但是，完全回避过敏原是无法做到的，即使是食物过敏原也不行。所幸的是，减少暴露就可以减少症状。

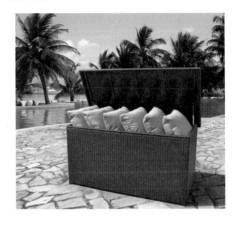

把枕头放在室外晾晒可以减少枕头中的尘螨量。

（二）降低非特异性气道高反应性

有一个非常有趣的研究，研究对象是草花粉过敏而诱发哮喘的患者。这些患者在 4 ～ 7 月份花粉季节时会有喘息症状，但是在 1 月份非花粉季节感觉很好。于是研究者于 1 月份和 6 月份时分别对他们进行组胺激发试验，结果发现患者在 1 月份要比 6 月份吸入更多的组胺才能诱发喘息症状。这个研究说明一个道理：减少过敏原暴露可以降低气道对污染、运动、病毒感染等非特异性刺激的超敏反应。

（三）过敏原暴露导致迟发反应

又一个有趣的现象，面包师哮喘经常在晚上喘息发作、憋醒，研究者将他们白天带到实验室接触面粉，他们在夜间因哮喘发作而醒来。这是接触过敏原 4 ～ 6 小时后发作的迟发相反应，这种迟发相反应导致严重或持续性哮喘的炎症。然而，日常生活中吸入性过敏原往往是慢性的持续暴露，如屋尘螨，所以炎症呈现慢性持续状态。

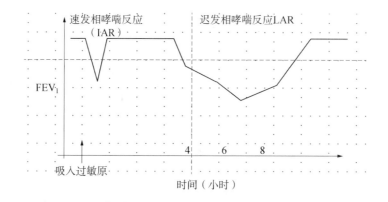

吸入性过敏原可诱发两个连续性支气管阻塞性反应阶段：① 速发相哮喘反应（IAR），吸入过敏原后几分钟就出现症状；② 迟发相哮喘反应（LAR），吸入过敏原后 4 ～ 8 小时出现症状。IAR 意味着主要是肥大细胞的激活引起支气管收缩；而 LAR 则代表慢性炎症，造成持续的支气管阻塞。

二、细菌产物治疗

卫生学假说认为，近 30 年来过敏性疾病的增加与细菌负荷减少有关。由于细菌负荷减少，导致对免疫系统的刺激减少。胃肠道

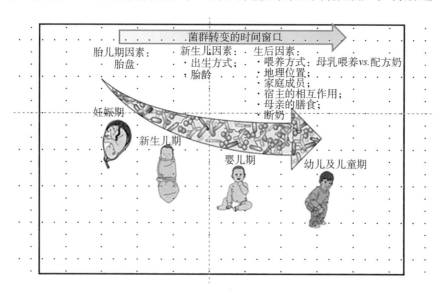

从妊娠期到儿童期菌群转变的时间窗口，展示了不同时期的因素导致儿童肠道菌群的转变。

系统富含最多淋巴组织，并且有大量共生的微生物存在其中，称为微生物组。微生物组具有免疫功能和代谢的调控作用，也作为 Th1 免疫应答的潜在刺激物，能够防止过敏性疾病的进展，近几年已引起高度关注。

检测已经发生过敏性疾病和随后发生过敏性疾病的婴儿肠道菌群发现，肠道菌群发生了改变，过敏性儿童肠道菌群中乳酸杆菌和双歧杆菌成分发育普遍迟缓。

据推测，早期更改或增加细菌负荷对有过敏遗传因素的儿童疾病发展有抑制作用。因此，已经有研究给予儿童细菌产物，用以预防（一级预防）或阻断（二级、三级预防）过敏性疾病进展。

细菌产物分为三类：益生菌、益生元、合生元。

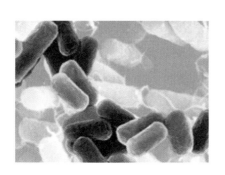

益生菌是有益的活菌，与生活在肠道中的细菌作用相同，可以持续地刺激免疫系统向 Th1 方向激活。

益生菌是"友好的"活菌，具有与人体内的正常菌群相似的功能。益生元是非消化性食物成分，通常是低聚糖（寡糖），选择性地刺激结肠中有益微生物的生长和活性。益生菌和益生元混合形成合生元。益生菌可从食物和膳食补充剂（胶囊、药片、粉剂）或者其他形式中获得。酸奶、发酵乳或未发酵乳、果汁、大豆饮料可能本身就存在益生菌或在加工过程中添加进去。乳酸菌和双歧杆菌是益生菌的两大类。还有一些常见的益生菌是酵母菌，例如鲍氏酵母菌。一些益生菌食物可以追溯到古代，例如发酵的食物和发酵乳制品的历史。全世界对益生菌的兴趣不断增长，例如美国人对益生菌补充剂的使用从 1994—2003 年几乎翻了 3 倍。

（一）对过敏性疾病的影响

有关细菌产物对过敏性疾病影响的研究很多，结果并不一致，似乎细菌产物的影响在一级预防中要比二、三级预防中的作用更加显著，对特应性皮炎的有利影响比气道过敏（哮喘、鼻炎）和食物过敏更加明显。对益生元和合生元的研究也得出了相似的结果：对新生儿特应性皮炎有预防作用，但是预防气道过敏作用甚微。

（二）在一级预防中的作用

2000 年，芬兰科学家 Isolauri 团队在《柳叶刀》杂志上发表一篇堪称经典的研究，围产期（怀孕期间和产后 1 个月）给予乳酸杆菌，降低了婴儿在 2 岁时的特应性皮炎发生率。孕妇在产前应用细菌产品并且结合延长母乳喂养会更有效。大多数儿童的益生菌补充和母乳喂养结合在一起，尽管有一定的临床效果，但是对潜在的 IgE 介导的过敏反应并无效果，表明益生菌预防特应性皮炎是通过其他机制而不是预防 IgE 介导的过敏机制。

但是，也有一些研究结果是阴性的，包括我们团队对新加坡儿童的研究，甚至有来自澳大利亚的研究表明服用益生菌的新生儿增加了变应性致敏的概率。

（三）在二、三级预防中的作用

细菌产物在二、三级预防中的研究强调针对早期过敏性疾病如食物过敏和特应性皮炎的预防。对照研究表明，益生菌对特应性皮炎的进展有抑制作用。但是大多数研究表明，益生菌在特应性皮炎和食物过敏症状中只有轻微的效果或者没有效果，对较大年龄已有特应性皮炎和鼻炎的受试者没有任何改善。

肠道菌群和（或）益生菌产品在过敏发展过程中的潜在机制还有待阐明，需要更多关于宿主和特定微生物之间联系的研究。

总之，当前还没有足够的证据支持益生菌产品对过敏性疾病的治疗和预防作用。尽管特应性皮炎的早期预后良好，但是人们普遍认为需要更多的研究证实这个结论，并且作用可能不大。但是，面对特应性皮炎带来的压力和严重的不适，许多家庭仍然选择益生菌产品联合其他治疗方法。益生菌产品大体上是安全的，但可能是因为一些产品包含奶制品会让对牛奶过敏的儿童产生过敏反应。

三、免疫治疗作用

免疫治疗是唯一一种产生长期延续效应和能够治愈过敏性疾病的治疗方法，完全不同于控制症状的药物治疗方法。

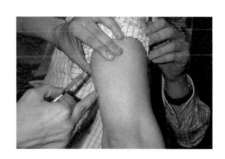

皮下免疫疗法：过敏原被注射到皮下。

免疫治疗的原理是通过逐步增加过敏原剂量使患者对过敏原不再敏感，从而改变免疫系统对侵入性过敏原的反应。目前，皮下免疫治疗和舌下免疫治疗是免疫治疗的主要方式，口服免疫治疗是现在研究的热点，未来有望用于治疗食物过敏。

（一）皮下免疫治疗

皮下免疫治疗已有 100 年的历史，至今在美国仍然广泛使用，在欧洲逐渐被舌下免疫治疗取代。免疫治疗的潜在机制还不完全清楚，但是能够发现接受免疫治疗的过敏受试者免疫学发生了重要改变：①Th2 细胞模式向 Th1 细胞模式转变，降低了过敏反应；②抑制炎症细胞反应，降低终末器官（肺、鼻、皮肤）的炎症；③产生 IgG 抗体，即所谓的"阻断抗体"，对过敏原产生耐受。

许多临床研究发现，屋尘螨和花粉标准化提取物的皮下免疫治疗对成人和儿童过敏性哮喘和过敏性鼻炎有效。但是，猫、狗过敏原提取物的皮下免疫治疗效果一般。

1. 不良反应

皮下免疫治疗的不良反应包括：局部反应、鼻炎、荨麻疹、哮喘反应以及过敏性休克。大多数不良反应发生在给药后 30 分钟内和快速冲击治疗阶段，与给药不正确或者与医务人员缺乏经验有关，需要随时准备好适当的急救药物包括肾上腺素、雾化装置、激素。严重不良反应很少发生，按注射治疗次数算占 2% ~ 4%。因此，治疗时还是要小心谨慎。

应该在仔细考虑利弊后才能开始皮下免疫治疗，并且由有经验的医师执行。一些研究者认为，皮下免疫治疗只能用于有严重过敏性疾病的患者，不用于有轻微哮喘和（或）轻微鼻炎的儿童。

2. 附加效应

与药物治疗相比，皮下免疫治疗除了具有治愈和延续效应外，还有额外的优势。

（1）预防进一步致敏。许多研究表明，年幼的过敏儿童早期应用皮下免疫治疗可以预防对其他过敏原致敏。

（2）预防鼻炎的患者发展为哮喘。研究表明，皮下免疫治疗预防鼻炎患者发展为哮喘，帮助过敏性鼻炎患者恢复正常的气道反应性。

（3）长期改善过敏性哮喘。皮下免疫治疗可以改善对屋尘螨、草花粉过敏的儿童的过敏性哮喘的远期预后，增加治愈哮喘的机会，有报道延续效应可以长达 8 年。

（二）舌下免疫治疗

舌下免疫治疗与皮下免疫治疗相比有很多优势，包括舌下免疫治疗无痛，可以居家使用；不良反应风险低，仅有一些轻微的不良反应，例如舌下轻微的肿胀和胃有轻微的不适。儿童每天或每周3次舌下使用滴剂或药片，含服2分钟后咽下。舌下免疫治疗的机制和皮下免疫治疗机制相似，最初的免疫反应涉及不同的细胞，即舌下免疫治疗是树突状细胞而皮下免疫治疗是巨噬细胞。由于舌下黏膜不含肥大细胞，因此舌下免疫治疗发生严重过敏性反应的风险很低。许多关于舌下免疫治疗的临床研究都证明了其在儿童和成人中的效果。

舌下免疫治疗的效果

1. 舌下免疫治疗对过敏性鼻炎和变应性结膜炎效果好，对哮喘次之，对特应性皮炎效果很小甚至没有效果。

2. 花粉和屋尘螨变应原疫苗舌下免疫治疗效果好，其他过敏原疫苗研究有限，对食物过敏的研究结果值得期待。

3. 舌下免疫治疗最佳持续时间大约4年。

4. 停止舌下免疫治疗后，治疗还能发挥5年以上的延续效应。

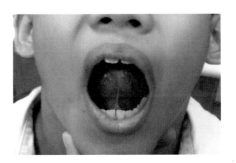

舌下特异性免疫治疗在儿童中的应用：过敏原滴在舌下保持2分钟，以确保过敏原通过舌下黏膜被充分吸收。

赞成舌下免疫治疗的观点：

1. 它对成人儿童都有效果，并且对儿童友好（没有注射疼痛）。

2. 安全性好。

3. 可能更便宜。

4. 在那些很难找到过敏专家的地区，舌下免疫治疗提供了一些物流方面的优势。

反对舌下免疫治疗的观点：

1. 皮下免疫治疗与舌下免疫治疗相比有更严谨的数据（皮下免疫治疗有更多的研究和更多的长期数据），是长期有效的治疗方法。

2. 舌下免疫治疗可显著降低注射带来的医疗花费，但是舌下免疫治疗累积的过敏原剂量是皮下注射过敏原剂累积量的 20 ～ 375 倍。

四、抗 IgE 治疗

近年过敏性疾病治疗有了的新的方法，包括中和炎症介质、细胞因子、游离免疫球蛋白轻链，以及抗 IgE 治疗，也称为生物制剂。这些治疗的绝大多数仍然处于实验阶段，但是很快会用于治疗过敏性疾病。

奥马珠单抗（抗 IgE）是一种针对 IgE 的重组人源化单克隆抗体，具有阻断 IgE 的作用，自 2003 年起投入使用。奥马珠单抗能减少过敏患者血清总 IgE 量，减少能与组织肥大细胞和嗜碱性细胞结合并致敏的抗原特异性 IgE 的数量，因此可减轻、减少过敏性症状。奥马珠单抗减少游离（存在于血液循环的未结合形式）IgE 的数量并且能减少高亲和性 IgE 受体的表达。奥马珠单抗不能与已经效应细胞结合的 IgE 结合。

奥马珠单抗应该根据体重和总血清 IgE 水平，每 2～4 周皮下注射一次。临床研究发现，奥马珠单抗可以减少过敏性哮喘患者急性加重和减轻症状，降低急性过敏反应发生的风险。在现有的治疗基础上使用奥马珠单抗治疗，可以降低 1/4 的哮喘急性加重。全球哮喘防治创议认可了抗 IgE 治疗在治疗成人和儿童（＞6 岁）重度持续哮喘中的作用。奥马珠单抗减少了吸入性糖皮质激素和长效 β 受体激动剂没有完全控制的患者症状、急性发作、急诊就诊。这是一种有价值的治疗选择，它解决了重症哮喘未满足的需要。奥马珠单抗的主要不足是价格高且仅是一种控制性治疗，一旦停药症状又会出现。

在临床实践中，奥马珠单抗用于 6 岁以上中度至重度持续性过敏性哮喘的患者：

（1）恰当的联合治疗不能完全控制。

（2）由于吸入或口服激素产生并发症。

（3）由于哮喘加重对紧急护理、急诊科或住院服务的需求增加。

（4）日常生活明显受损。

（5）有未解决的依从性问题。

五、生物制剂的未来

顾名思义，生物治疗是以某种方式从活的有机体中提取的治疗。针对 Th2 细胞因子 IL-4、IL-5 和 IL-13、IL-31 的单克隆抗体生物制剂问世，代表了过敏性疾病（主要是哮喘和过敏性皮炎）可能有了有效的治疗方法。这些过敏性疾病包括过敏性皮炎、慢性鼻窦炎伴鼻息肉、慢性特发性荨麻疹、嗜酸性细胞食管炎和嗜酸性细胞肉芽肿伴多发性血管炎。

最近，有关于抗 IL-4/IL-13（达必妥）、抗 IL-13（奈莫利珠单抗）及其他药物的研究，表明治疗成人特应性皮炎有效，对儿童的研究还很少。总的来说，这些生物制剂是难治性哮喘和过敏性疾病的有效治疗措施，并且在大多数已发表的研究中其安全性与安慰剂相当。但是，生物制剂价格昂贵，只作为严重疾病的补充治疗。

小结：

    1. 新的过敏治疗方法，例如生物制剂，将找到它们治疗过敏性疾病的特定位置。

    2. 某些一级预防措施已经成为现实，仍需要更多的研究支撑。通过发现早期过敏的新机制，可能会找到更好的预防性干预措施。

    3. 免疫治疗仍然是治愈过敏的唯一方法。未来，新的更强的免疫治疗方法可能为更完全的治愈过敏提供可能性。

第十三章 展 望

20世纪八九十年代以来，过敏性疾病影响了全世界超过30%人群，主要在发达国家，其中包括儿童。进入21世纪，在大多数国家哮喘、鼻炎、特应性皮炎的发病率进入到平台期，继之而来的是第二波过敏高峰——食物过敏，主要是花生过敏，发生在特应性皮炎的患儿中。

过敏性疾病影响了相当数量的儿童和成人，带来高昂的经济压力，对生活质量带来较大影响。大多数过敏性疾病是可以控制的，少部分是致命的。

在儿童过敏性疾病的诊断和治疗方面还存在很多误区，需要更科学的方法帮助到患儿。

一、过敏性疾病的诊断和治疗我们需要了解得更多

（一）关于过敏性疾病的诊断

我们需要更多地了解遗传和环境对过敏性疾病的影响，包括微生物组的影响、基因结构的影响（基因表达和基因调控），特别是孕期和生命早期的环境。这个能够帮助我们找到过敏的危险因素，在生命早期启动治疗或预防措施。

我们需要更多地了解过敏的临床表现。为什么有些孩子过敏测

试高度阳性却没有过敏症状？为什么有些孩子轻度过敏却出现严重的哮喘或重度湿疹？为什么兄弟姐妹呈现不同的过敏症状？

很多孩子随着年龄增长过敏会消失，需要知道过敏的自然转归机制。为什么有些孩子过敏性疾病持续，而有些孩子的过敏却会消失？

（二）关于过敏性疾病的治疗

需要有效率更高、不良反应更小的治疗手段，所有的控制治疗对儿童都是好的。我们需要给药方便、价格便宜，全世界范围的孩子都容易获得治疗方法。

需要找到治愈儿童过敏的方法，如特异性免疫治疗。这些治疗必须高效、长效且没有不良反应。

二、预防过敏性疾病："我能做什么可以预防我的新生宝宝不发生过敏？"

从健康的新生儿开始预防过敏被称为初级预防。过敏的家长咨询医生如何帮助他们的孩子从新生儿期开始预防过敏，医生通常回答说很难，因为这是遗传性疾病。然而，最新几项重要的研究显示部分过敏如食物过敏和特应性皮炎可以预防或者推迟出现。

过去，初级预防主要基于过敏原回避（食物和吸入物），但是做到过敏原完全回避是不可能的。现在的观点认为，早期接触过敏原对过敏预防更为有效。因此，初级预防研究主要针对新生婴儿的营养干预和环境干预。

过敏的初级预防策略和效果

策略	效果（长期）
母乳喂养是最佳方式	母乳喂养促进婴儿健康，同时可以预防或延缓生命早期过敏原致敏。

策 略	效果（长期）
部分水解配方喂养	如果不能母乳喂养，部分水解配方牛奶可以预防高风险婴儿牛奶过敏发生率和特应性皮炎发生率，这个作用可以持续到 3～5 岁，但是证据级别不是很强；部分水解配方似乎对 6 个月后的婴儿帮助不大。
益生菌（细菌产物）	母亲怀孕期间以及哺乳期服用益生菌和细菌产物降低特应性皮炎的风险。
母乳喂养 4～6 个月，不延迟添加过敏原性食物	没有证据显示延迟添加辅食（6～8 个月后）有助于预防食物过敏；相反，早期引入过敏原性食物（鸡蛋、花生、牛奶）可以降低这些食物过敏的风险。
避免室内吸入性过敏原	结果相抵触：减少室内过敏原暴露（屋尘螨）可能增加过敏和哮喘的风险。
早期皮肤保湿	出生后即对皮肤进行保湿可以降低特应性皮炎的风险，但也有阴性的研究结果。
避免污染和吸烟	避免污染和吸烟有助于保持呼吸道健康，降低过敏和哮喘的风险。

过敏性疾病的未来

—— 所有过敏的儿童接受最佳的、及早的过敏治疗，帮助他们获得健康的生活。

—— 由于过敏的流行率很高，每一个新生儿都要进行过敏筛查；根据风险程度采取相应的初级预防降低随后的过敏性疾病。

三、全球气候变暖对过敏的影响

大量科学证据显示全球气候变暖正在发生，尽管我们希望能够被阻止。气候变暖导致空气湿度增加，极端天气频繁，冰山减少，海平面上升。这些对过敏也造成不良影响：气温和湿度增加，促使花粉、尘螨、霉菌等过敏原浓度增加，导致过敏性疾病发病率增加、某些过敏的严重程度增加。此外，会出现新的过敏原或者变化的过敏原（如室外尘螨）。如果空气污染加剧情况会更糟，因为污染的抗原对人体的影响更严重，哮喘、鼻炎、结膜炎的发病率会增加，症状会更严重。例如，雷暴雨增加，因而"雷暴性哮喘"会增加，大量花粉被雷暴雨渗透力击碎，释放小分子过敏原性糖蛋白进入气道导致严重哮喘发作。

全球气候变暖给多种生态系统带来压力，包括人体。过多的二氧化碳与变暖的海水结合促进海水酸化和氧气耗竭，导致浮游植物和鱼类进行性减少，形成大片的海洋死亡区，生物链和生物多样性被破坏。环境丰富的生物多样性有助于人类健康和预防过敏性疾病。环境多样性降低、人体微生态系统生物多样性减少的速度加快是过敏性疾病发病的风险因素。过敏性疾病的一级预防更加困难甚至愈加不可能。

气候变化和过敏流行密切相关，延缓两者变化的努力都由于政治和经济因素受到巨大挑战。国际合作建立法律规则保护森林和节约能源，低碳生活和减少食物浪费等生活方式及行为改变也有助于环境保护。生活方式完全和过敏预防建议一致。

四、COVID-19 流行期间以及流行后的儿童过敏

COVID-19 自 2020 年初全球大流行，改变了社会生活、医疗，以及我们能为过敏患者提供的治疗。医生需要给过敏患儿提供最好治疗的同时又要保护过敏患儿免受 COVID-19 感染。关于 COVID-19 的研究有很多，很多问题需要回答，医生必须采取务实、持续更新、获取最新知识的方式对待疫情对过敏儿童的影响。

（一）儿童和成人的 COVID-19 感染

已有的资料显示，COVID-19 对儿童的影响远低于成人，儿童的症状比成人轻。美国疾病控制与预防中心比较早的资料显示，感染 COVID-19 儿童中哮喘的患病率为 11.5%，并不高于英国、意大利等多个国家 COVID-19 感染后出现川崎病样综合征（儿童多系统

炎症综合征），有趣的是亚洲国家并未见报道。

（二）哮喘和过敏儿童的 COVID-19 感染

根据已有的临床资料研究发现，COVID-19 并不是一个新哮喘病毒，哮喘儿童对该病毒并没有呈现更易感。因此，建议过敏性哮喘、过敏性鼻炎以及其他过敏症的治疗仍然遵循原有的指南，哮喘和过敏治疗药物包括抗组胺药物、吸入激素、支气管扩张剂不会增加 COVID-19 重症病例的风险。如果患者正在接受上述药物治疗，不建议停药。即使是 COVID-19 引起的哮喘急性发作也不建议回避口服激素。总之，COVID-19 感染不是哮喘发作的风险因素，对健康儿童不是，对本来有哮喘的儿童也不是。在 COVID-19 流行中，哮喘儿童要继续预防治疗以确保哮喘良好控制。

（三）为什么儿童较成人更少感染，儿童是 COVID-19 的传播者吗

大多数儿童感染了 COVID-19 表现为轻度症状，儿童的免疫系统对 COVID-19 的病理生理反应尚不清楚。儿童感染后通常没有严重的细胞因子反应（细胞因子风暴），而重症在成人更加常见。一个可能的原因是，儿童免疫系统尚未完全发育成熟。另一个可能的原因是儿童病毒受体的数量和质量与成人不同。病毒 S 蛋白是介导病毒进入宿主细胞的蛋白，需要通过宿主细胞上的特异性受体血管紧张素转化酶 2（angiotensin converting enzyme 2，ACE2）。ACE2 受体广泛分布在小肠、心脏、肾脏、肺和睾丸。儿童 ACE2 受体的发育、分布、功能可能与成人有差异。有研究发现，儿童肺泡上皮细胞的 ACE2 受体的反应性比成人低，鼻腔上皮 ACE2 受体的表达也比成人低。第三个可能的原因是，儿童合并其他基础疾病的情况比较少。此外，哮喘儿童气道长期慢性 Th2 炎症减少或者破坏了 ACE2 受体，

使得哮喘儿童 COVID-19 感染症状轻的原因。

受体假说非常有趣，似乎儿童更少携带病毒，更少可能是病毒的传播者。儿童获得 COVID-19 感染通常发生在家庭环境，从成人那里获得感染。儿童与儿童之间传播，或者儿童向成人传播还没有报道（如果有的话，应该会发生校园内大规模传播，实际上在学校关闭之前并没有发生）。然而，仍需要有更多的流行病学资料才能得出科学的结论。

（四）过敏性鼻炎和其他过敏患儿的 COVID-19 感染

ARIA-EAACI 联合声明指出，过敏的患儿感染了 COVID-19 后不会增加 COVID-19 的严重度，同时也不会出现更为严重的过敏症状。COVID-19 感染对其他过敏性疾病如特应性皮炎、食物过敏没有影响，但是仍然需要进一步的研究。

（五）过敏儿童的生物治疗和免疫治疗

生物治疗主要用于严重的特应性皮炎和哮喘。对于 COVID-19 感染期间是否可进行生物治疗没有相应的研究和指南。有少量病例报道，在 COVID-19 免疫应答过度强烈的情况下使用免疫抑制剂，但是系统性的研究尚未发表。因此，对于接受生物治疗的过敏症儿童如果感染了 COVID-19，并且症状较轻，生物治疗可以继续进行。如果感染 COVID-19 后症状严重，可以考虑停止生物治疗直到症状改善以后。以上结论仍需进一步的研究证实。

过敏原特异性免疫治疗是过敏性疾病最为重要的治疗选择，也是可能治愈过敏性疾病的治疗措施。ARIA-EAACI 声明指出，在目前 COVID-19 流行期间，只要患者健康，就不要中断免疫治疗。但是，如果感染了 COVID-19，并且有症状，要推迟过敏治疗，但是没有相应的研究支持。

小结：

到目前为止，COVID-19 感染对儿童过敏（包括哮喘）没有影响。但是还没有系统性的研究发表，尚不能得出非常肯定的结论。因此，任何建议都应该谨慎和个体化。